Gesunde Ernährung Der lebensmittelwissenschaftliche Leitfaden über das, was man essen sollte Auf Deutsch/ Healthy eating The food science guide to what to eat In German

ursprüngliche Autor dieses Werkes in irgendeiner Weise als haftbar für irgendwelche Komplikationen oder Schäden angesehen werden kann, die ihnen nach der Durchführung der hier beschriebenen Informationen widerfahren könnten.

Darüber hinaus dienen die Informationen auf den folgenden Seiten nur zu Informationszwecken und sollten daher als universell angesehen werden. Wie es sich für sie gehört, werden sie ohne Gewähr für ihre verlängerte Gültigkeit oder vorläufige Qualität präsentiert. Erwähnte Marken werden ohne schriftliche Zustimmung verwendet und sind in keiner Weise als Billigung des Markeninhabers zu verstehen.

Inhaltsverzeichnis

Einführung

Der Mensch hat sich auf der Suche nach Nahrung physisch und sozial weiterentwickelt. Nach Rozin (1999) ist die Nahrungsbeschaffung ein grundlegenderes Ziel für das tägliche Leben als Sex, und wir haben uns entwickelt und angepasst, um aus sozialen und Überlebensgründen Nahrung öffentlich zu konsumieren und zu teilen. Während dieser Anpassung, so Kass (1994), entwickelten wir uns nicht nur, um unseren Körper zu nähren, sondern auch, um unsere Seele zu ernähren. Nahrung ist eine Möglichkeit, mit Familie und Freunden zu sozialisieren und diejenigen der "Outgroup" oder der "Anderen" auszuschließen. Man teilt mit den Menschen, die zu seinem Kreis gehören, und schließt diejenigen aus, die nicht dazu gehören. Wir sehen es in jedem Restaurant und in Cafeterias. Es ist ein Tropus in Filmen über Teenager; das neue Kind steht mit seinem Tablett und einem besorgten Gesichtsausdruck und starrt auf ein Meer von Gesichtern. Sie suchen die Menge nach den Menschen ab, die sie am ehesten willkommen heißen. Sie bitten immer darum, sich an den Tisch zu setzen, wobei sie so wenig wie möglich eine Bedrohung für die Hierarchie darstellen. Im Ganzen gesehen, kommen die Leute nicht in ein Restaurant und setzen sich mit einer Gruppe von Fremden zusammen. Es gibt sogar Gastgeber, deren Aufgabe es ist, dafür zu sorgen, dass jede Gruppe ihren eigenen Raum hat.

Bei der Klassifizierung von Tieren und dem Lernen über sie ist die Frage der Ernährung von größter Bedeutung, wenn es darum geht, ihre Gewohnheiten, ihr Verhalten und ihr Temperament kennen zu lernen. Als "Generalisten" oder Allesfresser werden Menschen alles essen, was einen wahrgenommenen Nährwert hat. Dabei können wir jagen oder plündern, sammeln oder bewirtschaften. Andererseits neigt der Mensch bei so viel potenziell nährstoffreichem oder giftigem Material dazu, das zu essen, was er kennt. Wir essen, was wir vorher gegessen haben, um negative Folgen zu vermeiden.

Als Generalisten mag ein Großteil unseres Antriebs zur Evolution durch unser Bedürfnis nach einer ausgewogenen Ernährung entstanden sein. Tatsächlich haben sich einige unserer größten und wichtigsten Fortschritte als Spezies um die Ernährung gedreht: Landwirtschaft und Domestikation. Durch die Domestizierung von Tieren haben wir uns eine komfortable Proteinquelle gesichert. Mit der Landwirtschaft haben wir Pflanzen angebaut, von denen wir wussten, dass sie sicher zu essen sind. Wir verfügten über die grundlegenden Nahrungsressourcen, die für uns selbst, unsere Sippe und unsere Nachkommen überlebensnotwendig waren.

Laut Rozin kann das Essen eine emotionale Erfahrung sein, weil wir das äußere "Andere" in uns aufnehmen und in uns selbst hineinlegen, wobei wir Krankheit und Tod riskieren, wenn wir versuchen, uns gesund zu erhalten. Interessanter ist, dass Nemeroff und Rozin (1989) zeigen konnten, dass Menschen unbewusst glauben, dass "man ist, was man isst". In ihrer Studie stellten sie fest, dass College-Studenten völlig Fremden eher schildkrötenähnliche Eigenschaften zugestehen, wenn man ihnen sagt, dass die Fremden Schildkröten essen, im Vergleich zu einer anderen Gruppe von Fremden, die angeblich Wildschweine gegessen haben. Das Sprichwort "Du bist, was du isst" ist nicht nur psychologisch: Wenn du deinen Körper mit Lebensmitteln füllst, die einen geringen oder gar keinen Nährwert haben, sind deine Geschmacksnerven vielleicht glücklich, aber dein Körper nicht. Wenn Sie Schrott essen, werden Sie sich wie Schrott fühlen.

Rozins vorläufige Schlussfolgerung ist eine, die er bereits angedeutet hat: Wir neigen dazu, das zu essen, was wir vorher gegessen haben. Selbst in einer Zeit, in der wir weitgehend Zugang zu Nahrungsmitteln von überall auf der Welt haben, werden die Menschen immer noch das essen, was sie sich sicher fühlen. Wenn man mit Hühnchen und Kohl aufwächst, wird man Hühnchen und Kohl dem Sushi vorziehen. Dasselbe gilt für Fastfood. Wir gehen zurück zu dem, was wir wissen. Wenn ein Kind mit Fastfood aufwächst, fühlt es sich sicher, wenn es Fastfood bestellt. Kochen wird zur Zeitverschwendung, und selbstgekochte Mahlzeiten sind nicht übermäßig gesättigt mit zusätzlichen Aromen, wie es bei Fast Food der Fall ist, so dass sie das Gefühl haben, es fehle etwas.

Fast Food und Junk Food sind wissenschaftlich so konzipiert, dass sie süchtig machen. Unternehmen haben Forscher, die sich der Suche nach der perfekten Textur, dem Geschmack und dem Knusperverhältnis für Chips verschrieben haben. Das heißt, sie haben Leute, die das befriedigendste Geräusch, das ein Chip machen kann, das befriedigendste Mundgefühl und den süchtig machendsten Geschmack erforschen. Sie haben auch Wissenschaftler, die sich dafür einsetzen, dass Sie mehr essen, als Sie sollten. Damit wollen sie nicht nur sagen, dass das von ihnen entworfene Essen süchtig macht, sondern sie tricksen Ihr Gehirn aus, damit Sie denken, dass Sie nichts essen. Haben Sie schon einmal geistesabwesend eine ganze Tüte Chips gegessen und sich gefragt, wie das geht? Hätten Sie sich nicht satt fühlen sollen? Ja und nein. Etwas, das knirscht und viel Geschmack hat, aber zu verschwinden scheint, wenn man es isst, wie z.B. Cheetos, sind ein Beispiel dafür. Das sind die Nahrungsmittel, die Ihrem Gehirn sagen, dass Sie nicht so viel essen, wie Sie tatsächlich essen. Wenn es schnell zusammenbricht, nimmt Ihr Gehirn an, dass es nicht so viele Kalorien hat, wie es tatsächlich hat. Es ignoriert die "Ich bin satt!"-Signale Ihres Magens, weil es versucht, sicherzustellen, dass Sie die Kalorien haben, um weiter zu funktionieren. Und dann sind Sie zu satt, um zu Mittag oder zu Abend zu essen... Aber vielleicht naschen Sie später wieder. Die Junk-Food-Firmen wetten darauf, und sie gewinnen jedes Mal. Schließlich nutzen sie die Wissenschaft, um Sie dazu zu bringen, ihren Müll zu essen.

Die Wissenschaft ist der effizienteste Weg, um Sie von ihrer Marke abhängig zu halten. Die Wissenschaft sagt uns, dass Junk Food nicht nur einen großen Anteil an der Adipositas-Epidemie hat, sondern auch an der Depression. Der Verzehr von Junk-Food führt nicht nur zu einer Gewichtszunahme, sondern kann auch zu einer neuen oder sich verschlimmernden Depression beitragen. Schließlich ist man, was man isst, und wenn man Müll isst, fühlt man sich wie Müll. Wenn Sie sich wie Müll fühlen, wollen Sie sich nicht bewegen. Das ist Ihr Gehirn, das Ihnen sagt, dass Sie keine Energie haben, weil Ihnen die Kalorienreserven fehlen oder es Ihnen an anderen Nährstoffen mangelt, und dass Sie deshalb nicht verschwenden können, was Sie haben. Durch Bewegungsmangel und vermehrtes Naschen nehmen Sie an Gewicht zu, und dann fühlen Sie sich noch schlechter! Was tun Menschen, wenn sie sich schlecht fühlen? Sie essen Komfortnahrung. Junk-Food. Und der Kreislauf geht weiter.

Die gute Nachricht ist, dass es einen Weg gibt, den Kreislauf zu durchbrechen, der durch die Wissenschaft belegt wird.

Kapitel Eins: Was ist Ernährungswissenschaft?

Die Lebensmittelwissenschaft und das Studium der Ernährung gibt es schon seit Tausenden von Jahren. Wir haben Aufzeichnungen über die Ernährungstheorie, die bis in das Jahr 2.500 v. Chr. zurückreichen und in eine Steintafel eingemeißelt sind. Es ist wahrscheinlich, dass das Studium von Nahrung und Ernährung vor der Geschichte unseres Schriftsystems liegt. Schließlich gibt es nichts Wesentlicheres für unser Überleben und Wohlbefinden als das, was wir konsumieren. Während wir weiterhin Nahrung und Nährstoffe und deren Auswirkungen auf den menschlichen Körper untersuchen, hat sich die wissenschaftliche Theorie darüber, was und wie viel wir essen sollten, drastisch verändert. Der Autor der Steintafel schlug vor, dass Menschen mit inneren Schmerzen drei Tage lang keine Zwiebeln essen sollten. Vielleicht hat er über das geschrieben, was wir heute als Sodbrennen kennen, da wir wissen, dass Zwiebeln mit diesem besonders schmerzhaften Leiden in Verbindung stehen. In der Zwischenzeit kam Hippokrates, der bereits 400 v. Chr. Fettleibigkeit als ein Problem sah und erkannte. Seine Lösung ist die, die wir heute anwenden: Mäßigung und Bewegung.

Obwohl sich die Lösung seit Hippokrates' Zeiten nicht geändert hat, hat sich die Wissenschaft dahinter drastisch verändert. Wo früher die Ernährungswissenschaft nur ein erzogenes Rätselraten war, das sich dann zur Medizintheorie entwickelte, sind heute die Bereiche der Ernährungs- und Lebensmittelwissenschaften riesig. Die Ernährung war eine einzige Kategorie ohne Unterkategorien. Heute sind sie zwei getrennte Schirme, die eine breite Palette von Themen abdecken. Die Lebensmittelwissenschaften umfassen Mikrobiologie und Chemie sowie die Verpackung und Konservierung. Die Ernährungswissenschaft ist die Untersuchung des Nährwerts von Lebensmitteln, ihrer Wechselwirkung mit dem menschlichen Körper und der Wirkung bestimmter Arten von Diäten auf den menschlichen Körper.

Die Lebensmittelwissenschaft reicht von der Chemie bis zur Mikrobiologie

Lebensmittelchemikerinnen und -chemiker untersuchen die molekulare Zusammensetzung von Lebensmitteln, die Mikrobiologie (die mikroskopisch kleinen Organismen, die sich in Ihren Lebensmitteln befinden), die Art und Weise, wie sie ohne Verderb verpackt werden können, und sogar, wie Menschen sie wahrnehmen. Diese Studie umfasst Dinge wie den Wassergehalt eines bestimmten Lebensmittels, den Fettgehalt (und wie dieser den Geschmack und den Heißhunger beeinflusst), Proteine und andere Vitamine, Mineralien und Enzyme, die in einem bestimmten Lebensmittel enthalten sind. Sie befassen sich mit Konservierungsmitteln, die von den Vereinigten Staaten allgemein als sicher (GRAS) anerkannt sind. Einige Lebensmittelwissenschaftler studieren die Art und Weise, wie Lebensmittel kochen, die so genannte Molekulargastronomie, und interessieren sich dafür, wie sich die Struktur der Zutaten verändert, wenn Hitze und Zeit angewendet werden.

Dies sind die Leute, die von den Junk Food-Firmen angeheuert werden, um die "besten" Lebensmittel zu bekommen; die knusprigsten, geschmeidigsten, geschmacklich besten und süchtig machenden Lebensmittel. Sie haben das Wissen, die süchtig machendes Junk Foods auf der Grundlage von Geruch, Farbe und Textur zu formulieren, sowie die Kombination von Fettsäuren, Salz und Zucker, die Ihr Gehirn davon überzeugen, dass Sie mehr brauchen. Dies sind auch die Menschen, die sich mit lebensmittelbedingten Krankheiten wie Salmonellen beschäftigen und den besten Weg finden, um zu verhindern, dass Menschen krank werden. Sie studieren Konservierungsstoffe und versuchen, den billigsten und sichersten Weg zu finden, damit Ihre Nahrung länger hält.

Ernährungswissenschaftler untersuchen, welche Arten von Lebensmitteln wir essen sollten und wie sich Ernährung und Bewegung tatsächlich auf uns auswirken. Sie haben zwei Haupttypen von Nährstoffen in Lebensmitteln gefunden: Mikro- und Makronährstoffe. Mikronährstoffe sind diejenigen, die zwar für ein gutes Leben unerlässlich sind, aber in kleineren Dosen verzehrt werden sollten. Einige Vitamine gelten als Mikronährstoffe, und eine Überdosierung kann für uns genauso schädlich sein wie eine Unterdosierung. Makronährstoffe sind nach derselben Logik diejenigen Nährstoffe, die wir in größeren Mengen benötigen und die schwerer übermäßig zu verzehren sind.

Einige untersuchen auch die in unserem Dickdarm natürlich wachsenden Bakterien, die bei der Verdauung helfen, und die Idee, die natürliche Darmflora einer Person zum Wohle dieser und ihrer Bakterien zu verändern. Sie können dabei helfen, gesunde und ausgewogene Ess- und Bewegungspläne für die Klienten zu erstellen. Einige Ärzte werden auch eine Lizenz als Ernährungswissenschaftler haben, die es ihnen erlaubt, diagnostische Ernährung zur Behandlung von Krankheiten oder Leiden zu praktizieren. Dies können Osteopathen, Akupunkteure oder Chiropraktiker sein. Sie bieten keine spezifischen Ernährungspläne an, sondern allgemeine Ratschläge zu Lebensmitteln und Verhaltensmustern, an die man sich bei der Behandlung von Krankheiten oder Krankheitssymptomen halten sollte.

Ernährungswissenschaftler sind für einige erstaunliche Entdeckungen verantwortlich. So entdeckte zum Beispiel der Arzt

James Lind, dass Limettensaft Skorbut heilt. Er wusste nicht, dass Skorbut durch einen Mangel an Vitamin C verursacht wird, sondern nur, dass seine Lebensaufgabe darin bestand, die Lebensqualität von Marineschiffen zu verbessern. Ihm wird eines der frühesten aufgezeichneten kontrollierten Experimente in der Geschichte der Medizin zugeschrieben. Obwohl damals niemand erkannte, wie wichtig Früchte wie Orangen waren, hat die fortgesetzte Forschung mehr gesundheitliche Vorteile von Nahrungsmitteln mit L-Ascorbinsäure (Vitamin C) gezeigt, und zwar bei der Kontrolle freier Radikale (abtrünnige Sauerstoffmoleküle, die unsere Zellen und sogar unsere DNA schädigen können).

Das Einzelkornexperiment, das Anfang 1900 von Stephen Babcock, Edward Hart und Edward Humphrey durchgeführt wurde, wird als das wichtigste Ernährungsexperiment in der Geschichte der Ernährungswissenschaft angesehen, und die Studie wurde nach ihrem Abschluss ernsthaft fortgesetzt. Sie nahmen vier Gruppen von Kühen und fütterten drei dieser Gruppen nur mit einer einzigen Getreideart, Weizen, Gerste oder Mais. Die letzte Gruppe erhielt ein Mischfutter. Die Weizen- und Mischkorngruppen hatten die schlimmste Totgeburten- und Kälbersterblichkeitsrate, während die maisgefütterte Gruppe am gesündesten war. Nachdem die Gruppen musikalisch gefüttert wurden, war das Fazit immer noch dasselbe. Dieses Experiment brachte die Wissenschaftler auf die Idee und führte sie zu der Schlussfolgerung, dass die Nahrung Vitamine und Mineralien enthält, die für unser Überleben notwendig sind.

Kurz gesagt, die Lebensmittel- und Ernährungswissenschaft spielt eine wichtige Rolle in unserem täglichen Leben, auch wenn wir ihre Auswirkungen nicht immer sehen. Diejenigen, die auf diesen Gebieten studieren, treffen Entscheidungen darüber, was man isst, und die meisten von ihnen tun dies unsichtbar. Einige versuchen zu helfen, andere sind auf der Suche nach Profit. Mit dem Fundament, das die Lebensmittel- und Ernährungswissenschaftler der Vergangenheit und Gegenwart für Sie aufgebaut haben, können Sie Ihre Ernährung und Ihr Wohlbefinden selbst in die Hand nehmen.

Kapitel Zwei: Was sollte ich essen?

Der Mensch braucht bestimmte Makro- und Mikronährstoffe, um richtig zu funktionieren, die Sie alle ohne Nahrungsergänzungsmittel erhalten können. Alles, was Sie brauchen, ist eine Ernährung, die diese Nährstoffe in den Plan einbezieht. Was sind diese Nährstoffe und was essen Sie, um die richtige Menge davon zu erhalten? Die Nährstoffe werden in zwei grundlegende Gruppen unterteilt: Mikro- und Makronährstoffe. Mikronährstoffe sind diejenigen, die Sie nur in kleinen Dosen benötigen und die Sie höchstwahrscheinlich allein durch eine ausgewogene Mahlzeit erhalten. Dies sind Ihre lebenswichtigen Vitamine. Makronährstoffe sind diejenigen, die Sie in größeren Mengen zu sich nehmen müssen, wie z.B. Proteine. B-Vitamine, Vitamin C und fettlösliche Vitamine sind Mikronährstoffe. Zu den Makronährstoffen gehören Kohlenhydrate (Kohlenhydrate), Eiweiß und Fette.

B-Vitamine sind für die Nerven- und Gehirnfunktion unerlässlich, und ein zu geringer Verzehr kann zu schmerzhaften Symptomen führen. So ist Beriberi beispielsweise eine Krankheit, die durch einen Mangel an Thiamin, auch B-1 genannt, verursacht wird. Beriberi kann zu Verwirrung, Muskelschwund und Reizbarkeit führen. Thiamin ist wie Reis in ganzen Körnern enthalten, vermeiden Sie also gebleichte oder polierte Körner. Nüsse, Hafer und Orangen sind eine ausgezeichnete Quelle für Vitamin B-1. Riboflavin, oder B-2, ist in Hafer und in 2%iger Milch enthalten. Es gibt auch Niacin (B-3), Pantothensäure, Pyridoxin (B-6), Biotin (B-7), Folsäure und Vitamin B12. Grüne Lebensmittel wie Erbsen, Spinat und Brokkoli, Milchprodukte wie 2%ige Milch und Fisch sind gute Quellen für B-Vitamine. Ein Mangel an einem der B-Vitamine ist in den entwickelten Ländern nicht üblich, aber Alkoholiker sind einem höheren Risiko ausgesetzt, da Alkohol die

Aufnahme von B-Vitaminen durch den Körper hemmt. Es wird nicht empfohlen, die meisten dieser Vitamine zu ergänzen, da die Einnahme von zu viel von einem Vitamin die Symptome eines Mangels bei einem anderen Vitamin überdecken kann. Es ist besser, sich an den Ernährungsplan zu halten, als zusätzliche Nahrungsergänzungsmittel einzunehmen.

Vitamin C ist ein wichtiger Nährstoff für Ihren Körper. Es hilft bei der Aufnahme von Eisen und unterstützt die Bildung von Neurotransmittern, hilft bei der Wundheilung und der Bildung von Narbengewebe und spielt eine Rolle bei der Funktion und Reparatur von Bändern sowie beim Immunsystem. Ein Mangel kann Skorbut verursachen und zum Tod führen. Glücklicherweise gibt es keine Grenze dafür, wie viel von dem Vitamin man aufnehmen kann, da der Überschuss ausgeschieden wird. Hagebutten sind eine ausgezeichnete Quelle für Vitamin C und können auf verschiedene Weise zubereitet werden. Eine weitere überraschende Quelle ist Thymian. Die Verwendung von Thymian in Ihren Mahlzeiten kann Ihrem Körper einen großen Auftrieb geben. Orangen und andere Zitrusfrüchte sind ebenfalls eine Quelle für den Nährstoff und werden zu diesem Zweck am häufigsten gegessen.

Fettlösliche Vitamine sind zwar für die normale Körperfunktion unerlässlich, werden aber bei einem Überschuss nicht ausgeschieden, sondern in der Leber und den Fettzellen gespeichert. Es handelt sich dabei um die Vitamine A, D, E und K, und die Einnahme von Ergänzungen dieser Vitamine ohne Anweisung eines Ernährungswissenschaftlers kann zu schweren Nebenwirkungen und Unwohlsein führen. Außerdem verwertet der Körper diese Vitamine bei der Einnahme als Nahrungsergänzungsmittel einfach nicht richtig. Ein Mangel an diesen Vitaminen ist entweder selten oder leicht zu beheben.

Vitamin A lässt sich am leichtesten durch eine ausgewogene Ernährung erhalten. Fisch und dunkles Blattgrün wie Spinat und Grünkohl haben einen hohen Gehalt an einer Substanz namens Beta-Carotin, die Ihr Körper auf natürliche Weise verarbeitet und in Vitamin A umwandelt. Vitamin D hilft bei der Verarbeitung von Kalzium und wird normalerweise über die Haut, durch Sonnenlicht, aufgenommen. Zu den Nahrungsquellen gehören fetter Fisch und angereicherte Milchprodukte. Vitamin E ist ein Schutzmittel für die Vitamine A und C sowie für Ihre roten Blutkörperchen. Der Körper nimmt dieses Vitamin nicht als Ergänzung auf, sondern über das Getreide, Obst und Gemüse, das bereits in Ihrem Speiseplan enthalten sein wird. Nicht zuletzt ist Vitamin K, das auf natürliche Weise von Ihrer Darmflora produziert wird. Es fördert die Funktion Ihrer Blutzellen und Nieren. Dunkles, blättriges Grün ist Ihre beste äußere Quelle für dieses Vitamin.

Zu den Kohlenhydraten, die allgemein als Kohlenhydrate bezeichnet werden, gehören Stärke und Zucker. Sie machen den größten Teil unserer notwendigen Zufuhr an Makronährstoffen und unsere am meisten verbrauchte Energieressource aus. Laut den Ernährungsrichtlinien für Amerikaner (DGA) sollten Kohlenhydrate 45-60% der täglichen Kalorienzufuhr ausmachen. Während kohlenhydratarme Diäten regelmäßig in Mode kommen und wieder aus der Mode kommen, kann eine zu starke Einschränkung des Kohlenhydratverbrauchs für Ihr Nervensystem und Ihr Gehirn schädlich sein. Ihr Gehirn verwendet Kohlenhydrate, wie einen bestimmten Zucker, der als Glukose bekannt ist, um sich selbst zu versorgen und aktiv und gesund zu bleiben. Es ist das aktivste Organ in Ihrem Körper und benötigt die meiste Energie. Im Gegensatz zu anderen groben Worten, wie z.B. Dextrose, ist Glukose tatsächlich gut für Sie. Das bedeutet aber nicht, dass Sie sich an Süßigkeiten satt essen sollten!

Die Art der Kohlenhydrate, die Sie essen, ist wichtig dafür, wie Ihr Körper sie verarbeitet. Tanken Sie zum Beispiel nicht auf gebleichte Nudeln. Halten Sie sich an das zuvor besprochene Vollkorngetreide und ballaststoffreiche Gemüse und vermeiden Sie einen weiteren gewöhnlichen Zucker, der als Fruktose bekannt ist. Fruktose ist ein Füllstoff, der in vielen verarbeiteten Lebensmitteln verwendet wird und mit der vorzeitigen Alterung der Zellen zusammenhängt.

Obwohl es einen schlechten Ruf hat, ist Fett ein wesentlicher Bestandteil der menschlichen Ernährung. Die DGA und die Weltgesundheitsorganisation (WHO) scheinen sich darüber einig zu sein, dass die Beibehaltung der Fettzufuhr zwischen 20-30% der täglichen Kalorienzufuhr (aber nicht mehr!) zur Verdauung und Verarbeitung der zuvor besprochenen Mikronährstoffe beiträgt. Es gibt jedoch gute und schlechte Fette. Gute Fette sind einfach und mehrfach ungesättigte Fette, die in Avocado, Oliven und Erdnussbutter (einfach ungesättigte Fette) sowie in Sonnenblumenkernen, fettem Fisch und Sojaprodukten (mehrfach ungesättigte Fette) enthalten sind. Vermeiden Sie Lebensmittel mit einem hohen Anteil an gesättigten Fetten oder Trans-Fetten, da beide negative Gesundheitsrisiken haben. Während einige Fleischsorten geringe Mengen an natürlich vorkommenden Transfetten enthalten, sollten Lebensmittel, die künstliche Transfette enthalten, vollständig vermieden werden.

Bei all dem ist es am besten, einen Speiseplan zu erstellen und sich an die Speisevorschriften zu halten. Halten Sie dunkles, blättriges Grün und Fisch auf dem Speiseplan und halten Sie sich von verarbeiteten oder Fastfood-Lebensmitteln fern.

Wie Sie Ihre Geschmacksnerven neu trainieren können

Die härteste Zeit Ihrer neuen Diät wird der Anfang sein. Die Lebensmittel, die von Natur aus einen hohen Gehalt an lebenswichtigen Nährstoffen haben, schmecken nicht wie die Lebensmittel, die Sie gewohnt sind. Sie haben nicht die Zucker-, Salz- oder Fettkonzentration, die man in verarbeiteten Lebensmitteln oder Junk Food findet, und sie werden einfach nicht so ansprechend sein. Ihre Geschmacksknospen (und Ihr Gehirn) sind darauf trainiert, den Rausch der Aromen und Empfindungen zu erwarten, die man beim Verzehr von Junk Food erlebt. Es ist darauf ausgelegt, süchtig zu machen. Je mehr Sie essen, desto mehr wollen Sie.

Die gute Nachricht ist: Je weniger man isst, desto weniger sehnt man sich danach. Sie können sowohl Ihre Geschmacksknospen als auch Ihr Gehirn umlernen. Je weniger Zucker Sie konsumieren, desto weniger sehnt sich Ihr Gehirn danach. Dasselbe gilt für Salz. Die Auswirkungen einer Einschränkung der Salzaufnahme können Sie innerhalb weniger Tage feststellen. Die meisten Menschen, die die Natriummenge in ihrer Ernährung reduzieren, merken schon nach einer Woche, wenn andere Lebensmittel zu salzig sind. In der Tat begannen sie, die Lebensmittel mit Salzzusatz nicht mehr zu mögen, anstatt sich danach zu sehnen. Zucker braucht etwas länger, etwa vier Wochen.

Um Ihre Geschmacksknospen auf weniger süße Lebensmittel umzustellen, vermeiden Sie Lebensmittel mit Zuckerzusatz. Die meisten Früchte und Produkte auf Fruchtbasis haben natürlich vorkommende Zucker, die Ihr Körper benötigt, um Energie für Ihr Gehirn zu gewinnen. Die Zucker sollten Sie vermeiden, sich auf "eklig" zu reimen: Fruktose, Maltose und Dextrose. Einige Unternehmen versuchen, den zugesetzten Zucker zu verbergen, indem sie ihn als Honig kennzeichnen. Während Bio-Honig ein großartiges natürliches Süßungsmittel sein kann, wurde der Honig, den sie verwenden, destilliert und zu nichts anderem als Zuckersirup verarbeitet. Einige andere wichtige Zutaten, auf die man achten muss, sind: Maissirup, Malzzucker, Maissüßstoff, Agaven und Fruchtsaftkonzentrate.

Bestimmte Lebensmittel, die Sie vermeiden oder ersetzen sollten, könnten Sie überraschen. Sie können zwar erwarten, dass Sie Süßigkeiten, Kuchen und verarbeitete Backwaren aus Ihrem Speiseplan herausschneiden, aber Sie sollten auch planen, Barbecue-Saucen, Salatdressings und sogar einige Joghurtmarken aus Ihrem Speiseplan herauszuschneiden. Vielleicht denken Sie nicht einmal daran, die Etiketten auf diesen Dingen zu überprüfen. Denn wer denkt schon daran, Salatdressing Zucker beizufügen? Die gleichen Leute, die ihn der Nudelsauce hinzufügen, natürlich. Wenn Sie der Meinung sind, dass das Herausschneiden der Soße eine zu große Veränderung darstellt, versuchen Sie weniger süße Substitutionen. Es gibt Marken, die weniger Zucker enthalten. Alternativ können Sie Ihre eigene Marke herstellen. Es ist überraschend einfach, Rezepte für selbstgemachte Barbecue-Saucen, Nudelsaucen oder Salatdressings zu finden.

Wenn Sie auf Desserts stehen oder gerne mal etwas Süßes mampfen, sollten Sie sich dies nicht verbieten. Je mehr Sie sagen: "Ich kann kein Dessert essen. Ich kann keine Süßigkeiten essen", desto mehr werden Sie sich nach ihnen sehnen. Die Menschen neigen dazu, das zu wollen, was sie nicht haben sollten. Die verbotene Frucht ist immer die verlockendste. Wenn Sie keinen eisernen Willen haben, werden Sie höchstwahrscheinlich einen Grund finden, Ihre Speisevorschriften zu brechen, was zu Schuldgefühlen oder Versagen führen kann. Anstatt sich selbst zu verkuppeln, sollten Sie einfach eine gesunde Alternative zu Süßigkeiten, Eiscreme oder anderen Desserts verwenden.

Gefrorene Weintrauben, Blaubeeren oder frische Erdbeeren sind allesamt großartige Optionen für einen süßen Genuss.

Vermeiden Sie zwar den Zusatz von Zucker, aber freuen Sie sich nicht zu sehr darauf, Zucker durch künstliche Süßstoffe zu ersetzen. Studien zeigen, dass Menschen, die künstliche Süßstoffe verwenden, am Ende tatsächlich mehr Kalorien zu sich nehmen. Künstliche Süßstoffe, wie Splenda, sagen Ihrem Gehirn, dass Sie Zucker essen, aber Sie erhalten keine Kalorienergänzung durch den Geschmack, der Ihrem Gehirn sagt, dass Sie mehr essen müssen. Das liegt daran, dass Ihr Darm auch Zucker (und Salz und Fett) "schmecken" kann und Ihrem Gehirn sagt, dass es zwar Süße, aber keine verdaulichen Kalorien gab, und Sie deshalb immer noch hungrig sein sollten.

Sie sollten auch Ihre Geschmacksknospen durch Salz einschränken. Das bedeutet nicht nur, dass Sie die Zutatenliste von Lebensmitteln überprüfen müssen, in denen Sie Salz erwarten. Sie könnten überrascht sein, in welchen Lebensmitteln Sie Natrium entdecken werden. Sie würden nicht erwarten, es in Lebensmitteln wie Hüttenkäse zu finden, aber es versteckt sich auch dort. Die Unternehmen verschleiern die Menge an Salz, indem sie das Wort durch MNG ersetzen oder den zweifelhaften Ausdruck "natürliche Aromen" verwenden.

Wenn Sie Ihre gesättigten und Trans-Fette (die festen Fette, die schlecht für Sie sind) durch einfach und mehrfach ungesättigte Fette (die gesunden) ersetzen, sollten Sie Ihre Butter und Margarine loswerden. Versuchen Sie, sie durch Olivenöl zu ersetzen. Ein beliebter Butterersatz, Kokosnussöl, ist überraschend reich an gesättigten Fetten. Wenn Sie es als Butterersatz verwendet haben, sollten Sie stattdessen Olivenöl verwenden. In den meisten Fällen kann Butter durch pürierte Avocado ersetzt werden. In den Fällen, in denen dies nicht möglich ist, können Sie es mit Apfelmus oder Kürbispüree versuchen.

Es ist nicht nur Ihre Zunge, die Sie umtranieren. Sie trainieren auch Ihren Darm und die Bakterien, die natürlicherweise in Ihrem Magen vorkommen. Ihre Darmflora verändert sich je nach dem, was Sie essen. Die Bakterien, die Sie füttern, werden sich vermehren und Sie werden sich nach dem sehnen, was ihnen gut tut. Wenn eine bestimmte Bakterie von Zucker gedeiht, und Sie sie gefüttert haben, wird es mehr davon geben als von einer Bakterie, die weniger süße Nahrung bevorzugt. Sie werden sich nach Zucker sehnen, um sie am Leben zu erhalten und zu gedeihen. Wenn Sie anfangen, Lebensmittel mit weniger Zucker, Salz und festen Fetten (gesättigte und Transfettsäuren) zu essen, werden die Pflanzen, die an die Lebensmittel gewöhnt sind, die Sie jetzt meiden, anspruchsvoll werden. Sie werden jedoch langsam zur Minderheit, wenn Sie diejenigen, die weniger süße, weniger salzige, nicht feste Fette bevorzugen, mit ihren bevorzugten Nahrungsmitteln füttern.

Es dauert einige Wochen, bis sich Ihre Geschmacksnerven wieder erholen, lassen Sie sich also nicht entmutigen, wenn Sie nach einigen Tagen immer noch Lust auf Lebensmittel mit hohem Zucker-, Natrium- oder gesättigten und Transfettsäurengehalt haben. Das Essen in Ihrem neuen Diätplan könnte zunächst fade schmecken. Dies wird sich ändern, wenn sich Ihre Geschmacksknospen, Ihr Darm und Ihre Eubakterien an das neue Essen gewöhnen.

Erstellen eines Ernährungsplans für eine ausgewogene Ernährung

Der persönliche Ernährungsplan eines jeden Menschen hängt von seinem Lebensstil, seinem Alter und davon ab, ob er versucht, sein

Gewicht zu erhöhen, zu verlieren oder zu halten. Einige werden sich dafür entscheiden, zusätzliche Snacks zu essen oder eine zusätzliche Beilage zum Abendessen einzunehmen. Andere verzichten ganz auf Snacks. Einige entscheiden sich vielleicht dafür, ihren morgendlichen Snack gegen ein Bier oder einen Wein zum Abendessen einzutauschen. Andere werden vielleicht ganz auf das Trinken verzichten oder sich für einen Betrügertag entscheiden, an dem sie sowohl einen Snack als auch Alkohol zu sich nehmen. Wichtig ist es, einen Plan zu erstellen, der in Ihr Budget und Ihr Leben passt und Ihnen ausgewogene und nahrhafte Mahlzeiten bietet. Vermeiden Sie bei der Erstellung Ihres Plans und der Überprüfung der Nährwertkennzeichnung alles, was Transfette enthält, und achten Sie auf die für andere Nährstoffe angegebenen Prozentsätze. Alles, was weniger als 10% eines essentiellen Nährstoffs enthält, ist keine bedeutende Quelle für diesen Nährstoff.

Denken Sie daran, dass Ihr genauer Kalorienbedarf je nach Ihrem Lebensstil variiert. Wenn Sie nicht so viel Sport treiben können, wie Sie möchten, brauchen Sie nicht so viele Kalorien wie die Person, die regelmäßig Sport treibt. Wenn Sie einen aktiven Lebensstil führen, werden Sie mehr Kalorien benötigen. Sprechen Sie mit Ihrem Arzt oder Ernährungsberater, um die richtige Kalorienmenge für Ihren Ernährungsplan zu bestimmen.

Das Frühstück wird oft als die wichtigste Mahlzeit des Tages bezeichnet. Es gliedert sich in "Pause" und "Fasten", und Sie brechen buchstäblich eine kleine Fastenzeit ab. Wenn Sie gegen sechs Uhr abends zu Abend essen und gegen 7 Uhr morgens aufwachen und dann zwischen 7:30 und 8 Uhr frühstücken, bleiben Sie zwischen 13 und 14 Stunden ohne Nahrung. Ob Sie es glauben oder nicht, Ihr Körper verbrennt im Schlaf Kalorien. Ihr Gehirn verwendet Glukose, um Ihr autonomes System am Laufen zu halten, und wenn Sie sich im REM-Schlaf befinden (wenn Sie träumen). Es ist Zeit, sowohl Ihre Energie wieder aufzufüllen als auch ein wenig für den Tag aufzutanken! Das Frühstück ist die perfekte Zeit, um Ihre Ernährung mit frischen Früchten und Vollkorngetreide mit Ballaststoffen zu ergänzen. Grapefruit und Haferflocken sind eine gute Grundlage für Ihr Frühstück. Fügen Sie Ihrer Pampelmuse keinen Zucker, keine künstlichen Süßstoffe oder Salz hinzu und verwenden Sie für Ihre Haferflocken Magermilch, Sojamilch oder Wasser. Magermilch kocht besser als Soja. Wenn der Haferbrei etwas fad erscheint, fügen Sie einige Beeren oder ungesüßte Rosinen hinzu. Fügen Sie etwas Eiweiß durch pochierte Eiern hinzu oder braten Sie sie ohne Butter an. Investieren Sie in eine antihaftbeschichtete Pfanne! Trinken Sie gerne schwarzen Kaffee oder einen Frühstückstee. Wenn Sie sich entscheiden, Sahne hinzuzufügen, denken Sie daran, dass sie Kalorien hinzufügen und Wasser anstelle von Milch in Ihrem Hafermehl verwenden.

Wenn Sie vorhaben, Ihre Ernährung um regelmäßige Snacks zu erweitern, halten Sie sich von süßen, verarbeiteten Müsliriegeln fern. Probieren Sie stattdessen frisches Obst. Bananen sind ein großartiger Snack, leicht zu transportieren und eine wichtige Quelle für Ballaststoffe, Kalium, Vitamin C und Vitamin B-6. Einfacher Joghurt (ungesüßt) mit 1-2 Teelöffeln rohem, biologischem Honig und einer Tasse Wasser vervollständigen den Snack.

Gebratene Hühnerbrust ist eine gute Proteinquelle und bildet eine schöne Krönung eines Gartensalats für Ihr Mittagessen. Vermeiden Sie helles Grün und halten Sie sich an das dunkle Grün, wie Spinat und Grünkohl. Sie können auch Mangold, Römer oder Buttersalat zur Variation hinzufügen. Fügen Sie einige gehackte schwarze Oliven hinzu und krönen Sie sie mit etwas Öl oder Essig (vermeiden Sie alles mit hohem Zucker-, Natrium- und/oder Transfettgehalt). Ein Glas Wasser oder Kräutertee macht das Mittagessen komplett. Der Salat sieht zwar wie eine kleine Mahlzeit aus, aber diese grüner Blattsalat sind mit unlöslichen Ballaststoffen versetzt, wodurch Sie sich satter fühlen. Eine volle Portion Salat wird als 2 Tassen Blattgrün mit durchschnittlich 14 Kalorien betrachtet. Da Huhn nicht der Hauptbestandteil dieses Gerichts ist, benötigen Sie nur 4-6 Unzen.

Snack-Zeit! Da das Abendessen nur noch wenige Stunden entfernt ist, ist es vielleicht eine gute Idee, ein paar Kalorien mehr in den Tag zu legen, damit Sie weitermachen können. Eine Tasse frisches Obst, Nüsse oder Beeren und ein weiteres Glas Wasser ist wirklich alles, was Sie brauchen.

Das Abendessen sollte ausreichen, um Sie für den Rest der Nacht satt zu machen, aber Sie sollten sich nicht vollstopfen. Eine Portion Fleisch Ihrer Wahl, eine Portion Gemüse und eine Portion Stärke sollte Sie durchbringen. Vermeiden Sie paniertes Essen, wie gebratenes Hühnersteak und Kokosnussgarnelen. Gebackene Lebensmittel sind in der Regel gesünder als gebratene (z.B. gebackenes gegen gebratenes Huhn). Wenn Sie sich für Kartoffeln als Stärke entscheiden, vermeiden Sie die Verwendung von Butter oder Margarine. Versuchen Sie gesündere Garnierungen, wie Avocado, oder ¼. Versuchen Sie Zucchini und gewürfelte Tomaten, die mit einem Esslöffel Olivenöl gekocht werden. Zum Abendessen können Sie alkoholfreie, nicht gesüßte Getränke wie Tee, Wasser, Magermilch oder Sojamilch zu sich nehmen. Wenn Sie Lust haben, zu protzen, oder wenn Sie Ihre Kalorien gezählt haben und Platz haben, können Sie ein alkoholisches Getränk zum Abendessen zu sich nehmen. Denken Sie nur daran, dass diese Kalorien leer sind; sie enthalten keinen Nährwert.

Es ist noch Platz für einen Nachtisch. Wenn Sie wie die meisten Menschen sind, möchten Sie zwischen jetzt und dem Bett eine süße Leckerei haben. Nehmen Sie statt Eiscreme oder gebackenen Leckereien wie Kuchen eine Orange oder gefrorene Beeren. Wenn Sie einfachen, ungesüßten Joghurt geholt haben, rollen Sie einige Blau- oder Erdbeeren darin und frieren Sie sie ein. Das ist ein perfekter Dessertersatz und nimmt Ihnen die Lust am Süßen.

Variation ist die Würze des Lebens. Ihr Gehirn lebt von neuen Dingen; neue Geschmacksrichtungen, Gerüche, Farben und Texturen. Essen Sie nicht jeden Tag die gleichen Lebensmittel, sonst wird es Ihnen langweilig und Sie werden sich schwer tun, Ihren Speiseplan zu befolgen. Es ist sehr schwer, eine Diät oder irgendetwas anderes einzuhalten, wenn man sich damit langweilt. Planen Sie Ihre Woche so, dass Sie verschiedene Elemente einbeziehen. Legen Sie keine Vorräte an verderblichen Lebensmitteln an, die Sie vielleicht langweilen und am Ende verschwenden. Planen Sie Ihre Woche und die Zutaten ein und kaufen Sie nur das, was Sie für diese Woche brauchen. Wenn Sie stattdessen das Abendessen am Donnerstagabend am Dienstagabend zubereiten möchten, ist das auch in Ordnung. Wichtig ist, dass Sie sich an die Regeln halten, die Sie für das Essen aufgestellt haben, und sich nicht dazu entschließen, das Essen am Dienstagabend zugunsten von Fastfood zu verwerfen.

Den Müll verdauen

Vermeiden Sie unbedingt verarbeitete Lebensmittel. Dies sind Lebensmittel mit unnötigen Inhaltsstoffen, die ungesund sein können und unerwünschte Kalorien hinzufügen. Beispiele für offensichtlich verarbeitete Lebensmittel sind Fabrik-Backwaren, "Gesundheitsriegel" und alles, was eine absurd lange Haltbarkeit hat (außer Reis). Chemisch verarbeitete Lebensmittel haben einen hohen Anteil an Zucker und ungesunden festen Fetten. Der

Verzehr dieser leeren Zucker kann zu Insulinresistenz, höheren LDL-Cholesterinwerten (Low-Density-Lipoprotein), Fettleibigkeit und Herzerkrankungen beitragen. Dies sind auch die Lebensmittel, die so konzipiert sind, dass sie süchtig machen und übermäßig konsumiert werden. Erinnern Sie sich, wie wir über leeren Zucker sprachen, der Ihrem Gehirn sagt, dass Sie etwas Süßes gegessen haben, aber keine Nährstoffe enthalten waren - warum sollten Sie dennoch weiter essen? Die Chemie befiehlt es uns.

Wenn Sie die Nährwertkennzeichnung auf wichtige Nährstoffquellen überprüfen, schauen Sie in der Zutatenliste nach. Zu den Schlüsselwörtern, die Ihnen sagen, dass Sie die Lebensmittel wieder ins Regal stellen sollen, gehören Maissirup mit hohem Fruktosegehalt, Maltodextrin, künstliche Farbstoffe und raffiniertes Getreide. Es gibt Regeln, die Sie für Ihren Ernährungsplan wahlweise durchsetzen können. Eine davon ist die Ausspracheregel: Wenn Sie sie nicht leicht aussprechen können (oder sie nicht definieren können!), kaufen Sie sie nicht. Eine andere ist die "in meiner Küche"-Regel: Wenn es nicht etwas ist, das Sie haben oder leicht in Ihre Küche aufnehmen können, dann gehört es nicht in Ihre Ernährung. Und schließlich die Fünf-Zutaten-Regel: Wenn es mehr als fünf Zutaten hat, dann setzen Sie es zurück.

Halten Sie sich an Vollwertkost. Obst, Gemüse, Fleisch und Vollkorn (nicht raffiniert oder poliert). Zufällig sind diese Lebensmittel fast ausschließlich im äußeren Ring der meisten Lebensmittelgeschäfte zu finden. Versuchen Sie, den Großteil Ihres Produkts dort zu kaufen, und vermeiden Sie die meisten der inneren Bereiche. Die inneren Gänge sind in der Regel voll mit verarbeiteten und raffinierten Lebensmitteln. Diese Regel gilt nicht für jedes Geschäft und nicht für jedes Produkt. Haferflocken zum Beispiel befinden sich oft im gleichen Gang wie Frühstücksflocken oder Müsliriegel.

Während Sie in diesen Mittelgängen nach Brot suchen, denken Sie nicht einmal daran, Weißbrot zu kaufen. Es hat so viele verarbeitete, gebleichte Zutaten, dass es im Grunde ein Laib grober Luft ist. Überprüfen Sie alle Brotverpackungen doppelt. Dies ist eines der Produkte, die Sie vielleicht nicht als chemisch verarbeitet betrachten, insbesondere die Laibe, die behaupten, Vollkornbrot zu sein. Wenn Sie es sich leisten können, kaufen Sie Ihr Brot in einer örtlichen Bäckerei. Es ist vielleicht nicht so lange haltbar, aber wenn Sie vorhaben, für einige oder die meisten Ihrer Mittagessen Sandwiches zu backen, ist es die beste Option.

Apropos Sandwiches, was ist mit dem klassischen PB&J? Das wäre doch definitiv vom Tisch, oder? Wenn Sie mit Ihrer Erdnussbutter- und Geleeauswahl vorsichtig sind, kann der Klassiker sogar ein Comeback als Mittagsprodukt erleben! Aber legen Sie die Erdnussbutter der Marke Erdnuss nicht in Ihren Einkaufswagen. Mit all ihren Füllstoffen und Konservierungsmitteln würden Sie Ihre Speisevorschriften aus dem Fenster werfen. Die meisten Lebensmittelgeschäfte haben eine Bioabteilung, in der Sie Ihre Nussbutter selbst mahlen können, und Sie haben eine riesige Auswahl zu verschiedenen Preisen. Erdnussbutter ist der Klassiker und am preiswertesten, aber Sie können sich auch für Cashew, Mandeln oder Sonnenblumenkerne entscheiden! Konfitüren sind nicht ganz so einfach. Wenn Sie nicht gerade Ihre eigene Konfitüre herstellen oder auf einem Bauernmarkt kaufen, kann es schwierig sein, Obstkonserven in Ihre Ernährung zu integrieren. Finden Sie die Etiketten ohne Zucker und ohne Zuckerzusatz, da diese die geringste Menge an Zucker und zusätzlichen Fruchtsüße enthalten. Lesen Sie das Etikett nur für den Fall der Fälle und halten Sie sich an die empfohlene Portionsgröße. Übertreiben Sie es nicht!

Wenn Sie etwas Süßes oder Aromatisches zum Nippen brauchen oder wenn Sie genug Wasser haben, können Sie die Aufnahme von Saft in Ihre Ernährung in Betracht ziehen. Saftbeutel sind eine gute Möglichkeit, Ihre Kalorienzufuhr zu überwachen. Aber kaufen Sie nicht irgendeinen Saft. Lesen Sie die Etiketten und vermeiden Sie alle Marken, denen Zucker oder Konservierungsstoffe zugesetzt wurden. Lassen Sie sich nicht von den Etiketten mit der Aufschrift "Niemals aus Konzentrat" täuschen, die Sie vielleicht sehen. Ein Saft, der konzentriert wurde oder aus Konzentrat hergestellt wurde, ist nur einer, bei dem das gesamte Wasser entfernt wurde, so dass er beim Transport weniger Platz beansprucht und das Wasser wieder hinzugefügt wurde. Solange keine Zucker- oder Konservierungsstoffe hinzugefügt wurden, ist es egal, ob Ihr Saft aus Konzentrat war oder nicht.

Wenn Sie verarbeitete Lebensmittel vermeiden und versuchen, einige Ihrer Snacks, wie ungesüßten, einfachen Joghurt, etwas süßer zu machen, könnten Sie daran denken, Honig zu kaufen. Es wurde sogar als Vorschlag für Ihren Speiseplan erwähnt... Aber es wurde auch in Lebensmitteln erwähnt, die Sie vermeiden sollten. Was ist es also? Die Wahrheit ist, dass der meiste Honig zu einem Zuckersirup verarbeitet wurde, der nur einen vagen Honiggeschmack hat. Kaufen Sie keine Marken in bärenförmigen Kunststoffen. Wenn Sie die lokalen Imker nicht kennen oder nicht finden können oder keinen Zugang zu einem Bauernmarkt haben, entscheiden Sie sich für die am wenigsten gefilterten Marken. Die Menschen neigen leider dazu, den glattesten und klarsten Honig zu wollen, weil sie glauben, dass er am sichersten und saubersten zu verzehren ist. Das ist einfach nicht wahr. Je klarer und geschmeidiger ein Honig ist, desto weniger gesund ist er. Die lockeren Etikettierungsvorschriften helfen nicht weiter. Eine Marke, die behauptet, 'reinen Honig' zu verkaufen, bedeutet nicht, dass die gesamte Flasche 'reiner Honig' ist; nur ein Teil davon. Achten Sie auf das kleine grüne Etikett mit einer Biene, auf dem "True Source Honey" steht. Dies stellt sicher, dass es sich bei dem Produkt um echten Honig handelt und dass es nicht mit chinesischem Honig verunreinigt ist, der bekanntermaßen Blei und andere giftige Inhaltsstoffe enthält. Ein weiteres Zeichen für guten oder zumindest besseren Honig ist das Vorhandensein von Kristallisation. Echter Honig kristallisiert oder verfestigt sich, wenn er sitzt. Sie werden feststellen, dass die gefälschten, überverarbeiteten, potenziell schädlichen Honigmarken eine flüssige Form behalten.

Dies mag zwar zunächst überwältigend erscheinen, wird aber immer einfacher. Halten Sie sich an Ihre Einkaufsliste. Wenn Sie eine physische Kopie oder eine Kopie auf Ihrem Telefon haben, ist es vielleicht eine gute Idee, zwei Schecks neben jeden Artikel zu legen: einen für den Artikel selbst und den anderen, um daran zu denken, das Etikett zu überprüfen.

Vergessen Sie Obst und Wasser nicht

Sie hören ständig, dass Sie sich mit Flüssigkeit versorgen müssen. Sie wissen, dass Sie jeden Tag zwischen 11 und Tassen (etwa acht Gläser) trinken sollten. Aber warum ist Wasser wichtig? Was haben Sie davon? Zunächst einmal kann das Trinken von Wasser Kopfschmerzen verhindern. Die meisten Kopfschmerzen werden durch Dehydrierung verursacht, also halten Sie sie mit Trinkwasser ab. Wenn die Möglichkeit, weniger oder gar keine Kopfschmerzen zu haben, nicht ausreicht, gibt es noch andere Gründe, warum Wasser gut für Sie ist.

Angefangen beim Gehirn macht Wasser alles besser funktionsfähig. Ihr Gehirn besteht zum größten Teil (zu etwa 73%) aus Wasser. Wenn Sie dehydriert sind, verliert Ihr Gehirn ebenfalls Wasser. Dies kann die kognitive Funktion, das Gedächtnis, die Motorik usw. beeinträchtigen und macht Sie reizbar. Seien Sie glücklich; trinken Sie Wasser.

Ihr Körper verwendet Wasser, um Ihre Muskeln vor Krämpfen zu schützen, Ihre Bänder gesund zu halten und um Ihre Gelenke zu schmieren. Dehydrierung kann zu Gelenkschäden und Muskelkrämpfen beitragen, die beide schmerzhaft sind. Ihre Wirbelsäule verbraucht sogar Wasser. Zwischen jedem Wirbel befindet sich eine Gallertscheibe voller Wasser. Dehydrierung kann zu Rückenschmerzen und Degeneration der Wirbelsäule führen. Wollen Sie eine Rückenoperation in Zukunft vermeiden? Dann trinken Sie besser dieses Glas Wasser!

Wasser kann Ihnen auch helfen, krank werden zu vermeiden. Es ist nicht nur ein Aberglaube, der sagt, dass man viel Wasser trinken soll, wenn man eine Erkältung verspürt, sondern es ist Wissenschaft. Wasser hilft Ihrem Immunsystem, effizient zu funktionieren, und kann dazu beitragen, dass Sie nicht krank werden und dass Sie jede Krankheit bekämpfen, die Sie bekommen. Auch Ihre Blutgefäße profitieren von der richtigen Hydrierung. Wenn Sie Ihr Blut auf der richtigen Viskosität halten, fließt es reibungslos durch Ihren Körper, bringt Sauerstoff in Ihre Organe und erleichtert die Arbeit für Ihr Herz... Das ist richtig. Das Trinken von Wasser kann helfen, Herzprobleme zu vermeiden.

Es kann Ihnen auch helfen, Gewicht zu verlieren. Wasser kann Ihrem Magen sagen, dass Sie satt sind, auch wenn Sie nichts gegessen haben. Es nimmt Raum ein, der sonst mit Nahrung gefüllt werden müsste - und das bedeutet Kalorien. Ihr Körper braucht

Wasser, um die Kalorien, die Sie ihm geben, angemessen abzubauen, und er braucht dieses Wasser doppelt, um die Nährstoffe, die Sie für Ihr Funktionieren benötigen, aufnehmen zu können. Wenn Sie nicht hydratisiert sind, erhalten Sie vielleicht nicht die notwendigen Nährstoffe, selbst wenn Sie sich richtig ernähren!

Wenn es Ihnen nicht um Ihre Gesundheit, sondern um Ihr Aussehen geht, kann Ihnen Wasser auch hier helfen. Hydratisierte Haut ist eine glücklichere und gesündere Haut. Dehydrierte Haut ist trocken und neigt zu Schuppenbildung, egal wie viel Lotion Sie verwenden. Elastische, hydratisierte Haut ist weniger anfällig für Falten und Akne und heilt schneller. Wenn Sie eine gesunde, strahlende Haut wünschen, trinken Sie Wasser.

Trinken Sie zu jeder Mahlzeit und zu allen Snacks ein Glas Wasser. Sie werden eine bessere Stimmung, eine bessere Gesundheit der Haut, eine bessere Immunfunktion (in Form einer allgemeinen Gesundheit), eine mögliche Verbesserung des Gedächtnisses, ein geringeres Risiko für Herz- und Rückenprobleme und eine gesündere Lebensmittelverarbeitung feststellen. Wenn Sie die verschriebene Menge Wasser trinken, senken Sie sogar Ihr Risiko für Blasenkrebs. Wasser ist die Supernahrung, über die niemand spricht!

Apropos Supernahrung: Obst. Zusammen mit Wasser gehören Früchte zu den wertvollsten und nährstoffreichsten Dingen, die Sie in Ihren Alltag mitnehmen können. Sie enthalten eine Mischung aus Vitaminen und einen hohen Gehalt an Ballaststoffen, die Ihr Körper braucht, um richtig zu funktionieren. Die meisten Früchte lassen sich leicht in eine Lunchbox oder eine Handtasche werfen, um sie als praktischen, kraftvollen Snack mitzunehmen. Daher ist es sehr praktisch, sie in Ihren Speiseplan aufzunehmen oder als Notfallsnack zu verwenden. Außerdem kann man sie in vielen verschiedenen Formen bekommen.

Frische, ganze Früchte enthalten Vitamine, die Ihr Körper braucht, um zu funktionieren, wie Kalium, sowie Ballaststoffe, die Ihnen helfen, sich satt zu fühlen und Ihren Darm zu reinigen. Trockenfrüchte wie Pfirsiche oder Aprikosen sind leichter mitzunehmen, weniger unordentlich und enthalten im Großen und Ganzen die gleichen Nährstoffe wie frische Früchte. Sie können sogar einige Ihrer Früchte trinken und einen ähnlichen Nährwert erwarten, wenn auch ohne die Ballaststoffe. Seien Sie jedoch vorsichtig bei der Auswahl Ihrer Fruchtgetränke. Keine zugesetzten Zucker oder Konservierungsstoffe! Was die verschiedenen Formen betrifft, so gibt es immer wieder neue Früchte zum Probieren. Ihr Gehirn sehnt sich nach neuen Dingen, und Früchte sind da keine Ausnahme. Anstatt jeden Tag eine Banane als Snack zu essen, können Sie auch Orangen, Äpfel oder Birnen dazugeben. Es gibt nicht nur so viele verschiedene Arten von Früchten, sondern jede Frucht hat verschiedene Sorten. Weltweit gibt es 7.500 Apfelarten, von denen 100 in den USA angebaut werden. Bei so vielen Möglichkeiten sollte man sich nie mit Obst langweilen.

Das sollten Sie auch nicht! Genau wie Wasser sind Früchte aus den verschiedensten Gründen gut für Sie. Als eine großartige Quelle von Ballaststoffen tragen Früchte dazu bei, dass Sie sich über einen längeren Zeitraum satt fühlen. Sie helfen auch, Ihren Verdauungstrakt zu reinigen, so dass Sie andere Nahrungsmittel leichter verdauen können. Das bedeutet, dass Sie nicht nur besser in der Lage sind, Nahrung aufzunehmen, sondern sie auch leichter weitergeben können. Ballaststoffe helfen Ihrem Dickdarm bei der Verarbeitung und Entsorgung von Abfällen und beugen sowohl Durchfall als auch Verstopfung vor.

Menschen, die frisches Obst essen, sehen auch ein geringeres Risiko für ernsthaftere Gesundheitsprobleme, einschließlich Herzkrankheiten und Schlaganfällen, und können Ihr Risiko für Typ-2-Diabetes senken. Der Verzehr von Obst (und Gemüse) ist mit einem geringeren Risiko für Herzerkrankungen und einem niedrigeren Blutdruck verbunden als der Verzehr von zu wenig Obst und Gemüse. Krebs ist nicht einmal gegen die Auswirkungen einer gesunden Ernährung immun. Studien haben einen Zusammenhang zwischen einer Portion Obst (insbesondere Äpfel, Bananen und Weintrauben) und einem geringeren Brustkrebsrisiko sowie Formen von Mund-, Rachen- und Lungenkrebs festgestellt. Tomaten haben sogar eine schützende Eigenschaft gegen aggressive Formen von Prostatakrebs.

Insgesamt ist die Aufnahme der richtigen Menge an Wasser und Obst für ein optimales Leben unerlässlich. Wasser hilft Ihrem Körper, sein Bestes zu geben. Früchte helfen Ihnen nicht nur, zu funktionieren, sondern haben sogar schützende Eigenschaften gegen Krankheiten.

Kapitel Drei: Richtig essen

Man könnte meinen, man wüsste, wie man essen kann. Essen in den Mund nehmen, kauen, schlucken, verdauen, wiederholen. Aber die Wissenschaft sagt uns tatsächlich, dass es Dinge gibt, die Sie falsch machen, besonders wenn Sie eine Diät machen. Wenn Sie eine Diät machen, um Gewicht zu verlieren, oder wenn Sie einfach nur sehr beschäftigt sind, könnten Sie versucht sein, Mahlzeiten auszulassen. Dann verhungern Sie, aber Sie wollen bis zu Ihrer nächsten geplanten oder passenden Mahlzeit warten... Aber wenn Sie dann wieder essen, sind Sie so hungrig, dass Sie sich überfressen! Das passiert immer wieder. Hier sind also einige Richtlinien, die Sie zu Ihren Speisevorschriften hinzufügen können.

Lassen Sie keine Mahlzeiten aus. Auch wenn es zu diesem Zeitpunkt eine gute Idee zu sein scheint, so ist das Überspringen von Mahlzeiten doch eine schwere Belastung für Ihren Stoffwechsel und Ihren Körper. Alle zwei Stunden beginnt Ihr Körper das Bedürfnis nach einem Energieschub zu verspüren. Ohne diese zusätzliche Energie beginnt sich Ihre Stimmung zu verschlechtern. Ganz zu schweigen davon, dass Ihr Körper den Eindruck gewinnt, er müsse all die Energie, die er hat, konservieren, da er nicht sicher ist, wann Sie das nächste Mal etwas essen werden. Wenn Sie regelmäßig Mahlzeiten auslassen, wird Ihr Körper anfangen, Kohlenhydrate zu sammeln, anstatt sie zu verwenden, was nicht nur bedeutet, dass Ihr Körper sich nicht aktiv mit den Nährstoffen ernährt, die Sie ihm geben, sondern Sie könnten auch eine Abnahme der Muskelmasse und eine Zunahme des Fettanteils feststellen. In dieser Situation kann Ihnen das Trinken von Wasser helfen, aber es ist kein Ersatz für Kalorien. Wenn Sie alle Ihre Grundmahlzeiten zu sich nehmen, können Sie Gewicht verlieren und sich besser fühlen.

Es sollte nach all dem selbstverständlich sein, aber hungern Sie nicht. Wenn Sie spüren, dass Sie zwischen den Mahlzeiten hungrig werden, essen Sie. Snacks sind ein wichtiger Teil Ihres Ernährungsplans. Sie steigern Ihre Energie und verhindern, dass Sie während der Mahlzeiten zu viel essen. Leiden Sie nicht durch die Stunden zwischen Frühstück und Mittagessen; holen Sie stattdessen diese Banane heraus.

Überstürzen Sie Ihre Mahlzeiten nicht. Eiliges Essen erlaubt es Ihrem Magen nicht, die Nahrung, die Sie essen, zu verarbeiten, und es erlaubt es dem Sättigungshormon Leptin nicht, durch Ihr System zu zirkulieren und Sie wissen zu lassen, dass Sie mit dem Essen aufhören müssen. Ausserdem gibt Ihnen das Hinunterschaufeln von Essen keine Zeit, es zu genießen. Nehmen Sie sich Zeit und genießen Sie Ihr Essen. Ihr Gehirn wird mehr Freude am Essen haben, und Sie werden sich zufriedener fühlen. Gleichzeitig sollten Sie nicht nur so lange essen, bis Sie nicht mehr essen können. Essen Sie, bis Sie "satt" sind, kann zu Übelkeit und einer unvollständigen Verdauung führen. Ihr Körper produziert bei der Verarbeitung von Nahrung Gase, die Platz brauchen. Wenn Sie sich übermäßig ernähren, ist es schwieriger, Nahrung zu verdauen. Außerdem brauchen Sie Platz für Wasser, um Nährstoffe vollständig zu verdauen und aufzunehmen. Wenn Sie sich Zeit nehmen und zwischen den Bissen einen Schluck Wasser trinken, werden Sie feststellen, dass Ihr Magen Ihnen sagen wird, wann es Zeit ist, mit dem Essen aufzuhören und mit der Verdauung zu beginnen.

Vielleicht fällt es Ihnen leichter, langsamer zu essen, wenn Sie mit einem Freund oder Kollegen zusammen essen. Wenn Sie während des Essens plaudern, können Sie die Bisse besser verteilen. Es kann auch dazu führen, dass Sie sich für das, was Sie essen, besser verantwortlich fühlen. Menschen sind neugierige soziale Wesen, und die meisten werden Kommentare abgeben, wenn eine Routine geändert wird. Nachdem sie Ihnen Ihre neuen Ernährungs- und Essensregeln erklärt haben, werden sie Sie beobachten und alles kommentieren, was dieser Ernährung zu widersprechen scheint. Wenn Sie sich gegenüber jemand anderem als Ihnen selbst verantwortlich fühlen, halten Sie sich eher an Ihren Plan (selbst wenn es nur Ihre Katze ist!).

Ein weiterer schneller, einfacher Trick zur Kontrolle der Portionsgrößen ist die Verwendung kleinerer Gerichte. Wenn Sie einen großen Teller verwenden, denkt Ihr Gehirn automatisch, dass der leere Raum bedeutet, dass Sie nicht genug essen. Deshalb geht man oft für Sekunden, wenn man einen größeren Teller nicht auffüllt. Wenn Sie kleinere Teller verwenden, denkt Ihr Gehirn, dass Sie mehr essen, und es ist weniger wahrscheinlich, dass Sie für eine zweite Portion zurückgehen.

Setzen Sie sich an einen Tisch statt auf die Couch oder Ihr Bett. Das trainiert nicht nur Ihr Gehirn, auf das, was Sie essen, zu achten, sondern gibt Ihnen auch Zeit, sich zu unterhalten und zu entspannen, wenn Sie mit anderen zusammenleben. Wenn Sie allein leben, mag es sich anfangs vielleicht seltsam anfühlen, aber irgendwann werden Sie sich trainieren, die Stille und die Zeit der Reflexion zu genießen. Was auch immer Sie tun, essen Sie nicht vor dem Fernseher oder machen Sie keine Snacks beim Spielen. Sie achten weniger auf das, was Sie tun, und es ist eine Falle für geistloses Überessen. Sie setzen sich mit einer Tüte Weintrauben hin, um sich ein Spiel der Throne anzusehen, und als nächstes kratzen Ihre Finger über Plastik, die Weintrauben sind weg! Wie um alles in der Welt ist das passiert? Jetzt haben Sie Bauchschmerzen und keinen Snack für morgen. Wenn Ihr Gehirn mit äußeren Reizen beschäftigt ist, insbesondere mit einem, mit dem Sie sich emotional verbunden fühlen, wird es innere Reize herausfiltern; so wie Ihr Magen Ihnen sagt, Sie sollen aufhören zu essen. Sie haben sich zu sehr mit der Show beschäftigt, um zu merken, wie viel Sie essen, und die einfache Belohnung der Mund-zu-Mund-Bewegung war emotional befriedigend.

Das ist der Grund, warum Sie sich nicht stressen oder emotional essen sollten. Ihr Körper sehnt sich nach dieser Befreiung, diesem Trost, der sich in der Hand-zu-Mund-Bewegung und der Belohnung findet. Das ist einer der Gründe, warum es so schwer ist, mit dem Rauchen aufzuhören, und warum diejenigen, die das Rauchen aufgeben, in einer Stresssituation eher wieder anfangen. Anstatt der Forderung nach bequemer Nahrung nachzugeben, sollten Sie spazieren gehen, Yoga machen oder in ein Tagebuch schreiben. Finden Sie eine gesunde Alternative zur Stress-Ernährung, die für Sie funktioniert.

Der Alltag ist hart und voller Herausforderungen, und es kann schwierig sein, eine lange Essenspause in Ihren vollen Terminkalender zu integrieren. Wenn Sie keine Zeit haben, ein Frühstück zu genießen, essen Sie eine kleinere Portion und nehmen Sie Snacks für später mit. Wenn Sie mittags keine Zeit haben, essen Sie maßvoll und gleichmäßig und nicht schnell. Essen Sie beim Abendessen gut, und bemühen Sie sich, die Mahlzeiten und Snacks für morgen im Voraus zu planen, damit Sie sich am nächsten Tag nicht so überstürzt fühlen.

Schnelle Regeln für das Fasten

Fasten ist die dramatische Einschränkung der Kalorienaufnahme. Einige Fastenpläne erlauben bis zu 500 Kalorien pro Tag, während andere überhaupt keine Kalorien zulassen. Manche Menschen fasten aus religiösen oder spirituellen Gründen, während andere aus medizinischen Gründen fasten müssen. Forscher sind sich nicht einig, wenn es um das Fasten für Ihre Ernährung geht. Einige sagen, dass es eher schädlich als hilfreich ist (Ihre Zellen werden zu Stress, horten Fette und verbrennen durch die Muskeln und erhöhen Ihren schlechten Cholesterinspiegel), während andere auf Vorteile wie Gewichtskontrolle und ein geringeres Risiko für Herz-Kreislauf-Erkrankungen hinweisen.

Was ist es also? Nun, es ist ein bisschen von beidem. Längeres Fasten führt zu Ketose, was bedeutet, dass Ihr Körper im Grunde genommen das isst, was für einen weiteren Tag des Überlebens nicht unbedingt notwendig ist. Das bedeutet, dass er Ihre Muskeln verdaut und die Gehirnleistung reduziert, während er Fett hortet. Dies führt zu Ketoazidose, die tödlich sein kann. Es dauert jedoch durchschnittlich zwei Tage, bis der Zustand der Ketose erreicht ist, und es wird nicht empfohlen, so lange zu fasten.

Bisherige Forschungsergebnisse deuten darauf hin, dass die Vorteile des intermittierenden Fastens die Risiken überwiegen, vor allem, wenn es klug durchgeführt wird. Es besteht ein Zusammenhang zwischen Fasten und einem geringeren Risiko für Herz-Kreislauf-Erkrankungen und für Diabetes. Diese Forschung verglich Erwachsene, die "normal" aßen, mit denen, die einmal im Monat fasteten. Ihre Ernährung wurde nicht explizit angegeben, aber es gibt die Theorie, dass das Fasten Sie weniger insulinresistent machen kann und somit Ihr Risiko für Typ-2-Diabetes senkt. Es stimmt, dass eine kurze Zeitspanne zwischen den Mahlzeiten (12-24 Stunden) gelegentlich die Zellen dazu anregen kann, die gespeicherten Fette zu verbrennen. Große Fettreserven machen Ihre Zellen gegen Insulin resistent. Es liegt also nahe, dass weniger Fett eine geringere Resistenz und damit ein geringeres Risiko bedeutet.

Das ist auch der Grund, warum das Fasten als Mittel zur Gewichtskontrolle eingesetzt wird. Die Verbrennung von Fett als

Brennstoff ist die Grundvoraussetzung für Ernährung und Bewegung. Übertreiben Sie jedoch nicht die Aktivitäten an Ihren Fastentagen. Ihr Körper braucht immer noch Nährstoffe, um Spitzenleistungen zu erbringen. Versuchen Sie, nur an weniger anstrengenden Tagen zu fasten, um frühe Anzeichen von Ketose (wie schlechte Laune und beeinträchtigte kognitive Funktionen) zu vermeiden. Ihr Stoffwechsel verlangsamt sich an den Fastentagen, was bedeutet, dass Sie sich nicht so hungrig fühlen und es einfacher ist, länger ohne Nahrung auszukommen.

Bis jetzt klingt Fasten großartig! Wie oft sollten Sie es tun? Nun, die Forschung hat gezeigt, dass sich einmal im Monat Fasten auf Ihr Risiko für Herz-Kreislauf-Erkrankungen und Diabetes auswirkt. Am häufigsten wird jedoch auf Fastendiäten verzichtet. Die Menschen mögen das Gefühl des Hungers nicht. Das Schöne am Fasten ist, dass Sie jederzeit aufhören und Ihren Zeitplan so anpassen können, dass es für Sie funktioniert. Wenn Sie nur einen Tag im Monat fasten möchten, werden Sie trotzdem die positiven Auswirkungen des Fastens sehen, und es ist viel einfacher, an einem Tag mit geringer Intensität einmal alle achtundzwanzig Tage zu arbeiten als einmal alle sieben Tage. Einige Diäten behaupten, dass das Fasten im Verhältnis 5:2 die einzige Möglichkeit ist, die Auswirkungen zu sehen (d.h. fünf Tage normal zu essen und zwei Tage zu fasten), aber das stimmt einfach nicht und kann sogar schädlich sein. Denken Sie daran, dass Ihr Körper nach einem 48-stündigen Fasten in Ketose übergeht. Sie mögen denken, dass es gut ist, wenn Sie Ihren Körper direkt am Rand erwischen, aber in Wirklichkeit überzeugt er ihn davon, dass Nahrung knapp ist und er in Zeiten langen Hungers Ressourcen wie Fett sparen muss.

Manche Menschen haben sich dafür entschieden, ihre Kalorienzufuhr während der gewählten Fastenzeit drastisch einzuschränken, aber dennoch bis zu 500 Kalorien zu sich zu nehmen. Das sind beide Seiten eines einfachen Bagels mit drei Unzen Frischkäse. Oder fünf normal große Bananen. Oder fünf Äpfel. Das ist eine Portion in Snack-Größe, die den ganzen Tag reicht. Es gibt Ihrem Magen etwas zur Verdauung, so dass er sich nicht ganz verhungert fühlt, aber es schränkt Ihre Kalorien trotzdem genug ein, um einen Nettoverlust für die Woche zu haben. So können Sie auch mit Ihrer Familie oder Ihren Freunden essen und sich ganz normal unterhalten.

Menschen, die eine Fastendiät machen, bei der das Fasten den Hauptteil ihrer Ernährung ausmacht und sie sich weniger darum kümmern, was sie an ihren freien Tagen essen (d.h. sie ändern ihre Ernährung immer noch, um gesunde Lebensmittel zu essen, aber sie kümmern sich nicht um die Portionsgrößen), sehen zwei Ergebnisse. Je nachdem, wie lange das Fasten dauert, werden sie gereizt und launisch und werden an den Fastentagen sowohl körperlich als auch geistig träge. Manchmal stellen sie eine Verbesserung fest, wenn sie sich psychisch an die Veränderung anpassen, aber die Mehrheit von ihnen bricht die Diät ganz ab. Andererseits stellen diejenigen, die die Fastenzeit tolerieren können, fest, dass sie an den Tagen, an denen sie nicht fasten, durchschnittlich 10% weniger essen als vor Beginn der Fastenkur. Das liegt daran, dass ihr Stoffwechsel sich verlangsamt, um Energie zu speichern, anstatt sie zu verbrauchen, und dass sie weniger häufig Hunger verspüren.

Jeder Mensch und jeder Körper ist anders. Was bei einer Person funktioniert, funktioniert bei Ihnen vielleicht nicht. Wenn Ihr Körper und Ihr Zeitplan es Ihnen erlauben, das 5:2-Fasten sicher zu nutzen, ist das wunderbar. Wenn Sie nur einen Tag im Monat fasten können, ist das ebenfalls fantastisch, und Sie werden trotzdem günstige Ergebnisse sehen. Das Wichtigste ist, dass Sie

Ihr Leben auf die für Sie beste Art und Weise leben. Zwingen Sie sich nicht zu einer ungesunden Gewohnheit, nur weil Frau Jones die Straße runter kann. Was für sie passt, wird nicht unbedingt auch für Sie passen. Mrs. Jones hat auch einen Hund, aber Sie sind allergisch gegen Fell. Besorgen Sie sich keinen Hund, nur weil sie einen hat. Sprechen Sie stattdessen mit Ihrem Arzt oder einem zugelassenen Ernährungsberater. Sie können Ihnen helfen, einen gesunden Fastenplan für Ihren Körper und Ihren Lebensstil zu erstellen. Und denken Sie daran: Wenn Sie einen Rückgang Ihrer Lebensqualität feststellen (mehr schlechte Laune, schlechteres Gedächtnis, Gefühl der Anfälligkeit für die täglichen Stressfaktoren), ist es in Ordnung, das Fasten zu beenden und es später noch einmal zu versuchen.

Schmeißen Sie den Müll raus

Die Menschen sehnen sich nach Junkfood. Es stimuliert die Genusszentren im Gehirn und befriedigt gleichzeitig unser Bedürfnis, Nahrungsmittel mit hohem Salz-, Zucker- und Fettgehalt zu finden. Junk Food soll den Teil unseres Gehirns ansprechen, der sich nach neuen Erfahrungen sehnt. Selbst wenn Sie drei- oder mehrmals pro Woche dasselbe in einem Fastfood-Laden bestellen, wird es immer als eine neue Erfahrung registriert. Fastfood ist, nun ja, schnell und bequem und passt leicht in das geschäftige Leben. Außerdem ist es ein gewisser Komfort, immer das Gleiche zu bestellen. Egal wie sehr sich Ihr Gehirn nach neuen Dingen sehnt, es lebt auch von der Routine.

Während das Ziel offensichtlich darin besteht, Junk Food komplett zu verdrängen, kann nicht jeder seine Sucht über Nacht beenden. Aus dem gleichen Grund, aus dem Raucher aufgeregt werden, wenn sie ihre Zigaretten pro Tag so lange reduzieren, bis sie ganz aufhören können, können Sie mit Ihrer Diät durchaus beginnen, indem Sie einfach weniger bestellen. Selbst wenn es nur eine

Mahlzeit pro Woche ist, die Sie zu Hause zubereiten, ist das eine Mahlzeit, die Sie nicht im Müll essen. Sie werden merken, dass Sie sich besser fühlen, wenn Sie zu Hause kochen, und Sie werden motivierter sein, dies öfter zu tun. Außerdem kann es Spaß machen, zu Hause zu kochen. Arbeiten Sie mit Ihrem Partner, Ihrer Familie oder laden Sie einen Freund ein, um neue Rezepte auszuprobieren. Menschen brauchen soziale Interaktion und gedeihen durch Validierung. Nichts fühlt sich so gut an, wie ein Kompliment für Ihre Kochkunst zu bekommen!

Der Ausstieg aus der Sucht beginnt mit einem Ziel. Sie wollen ein besseres, gesünderes Leben führen, und dazu gehört auch gutes Essen. Ihr Ziel ist Gesundheit, und Fastfood passt einfach nicht zu diesem Ziel. Jetzt machen Sie einen Plan. Bereiten Sie am Vortag Ihre Mittagessen und Snacks vor. Ein Teil des Kickens jeder Sucht besteht darin, sich aus Situationen und Umgebungen herauszuhalten, die ein Verlangen auslösen. Wenn Ihr üblicher Tagesablauf Sie an einem Fastfood-Laden vorbeiführt (oder zehn, je nach Fall), nehmen Sie eine andere Route. Wenn Sie nicht visuell daran erinnert werden, dass Junk Food technisch gesehen immer noch eine Option ist, können Sie sich sehr weit davon entfernen, sich darauf umzuschulen, weniger zu essen.
Denken Sie daran, sich nicht zu sagen, dass Sie kein Junk Food essen können. Es geht nicht darum, sich selbst zu verbieten, sondern die Person zu werden, die Sie sein wollen. Es geht nicht darum, dass Sie es nicht essen können, sondern dass Sie keinen Junk Food essen wollen. Die Visualisierung der Schritte, die zum Ziel notwendig sind, und ihre Romantisierung macht sie zum Ziel. Sie wollen gesund sein, ein gutes Gewicht halten und gut leben. Das geschieht nicht über Nacht. Romantisieren Sie, indem Sie die Person sind, die die Kontrolle über ihr Leben übernimmt, angefangen bei ihrer Ernährung.

Essen Sie, bevor Sie einkaufen gehen. Sie haben gehört, dass man nicht einkaufen soll, wenn man hungrig ist, und es stimmt. Menschen, die mit leerem Magen einkaufen, greifen eher zu allem, was billig und leicht zuzubereiten aussieht. Lebensmittelgeschäfte neigen dazu, süchtig machende Lebensmittel auf Augenhöhe zu platzieren, und wenn man hungrig ist, denkt man nicht richtig nach und verstößt eher gegen die Speisevorschriften. Achten Sie darauf, was in Ihren Einkaufswagen kommt. Sie haben eine Liste; halten Sie sich an sie.

Schlechte Essgewohnheiten hinter sich lassen

Gehen Sie gelegentlich zum Essen aus. Nur weil Sie eine Diät machen, heißt das nicht, dass Sie nicht mit Freunden und Familie essen gehen können. Lehnen Sie die Einladung zum geselligen Beisammensein nicht ab, weil Sie Ihre Speisevorschriften nicht brechen wollen. In den meisten Fällen können Sie hinausgehen und trotzdem Ihre Regeln befolgen. Es braucht nur ein wenig Vorausplanung und das Hören auf die Signale, die Ihr Körper Ihnen gibt.

Wenn Sie wissen, dass Sie zum Abendessen eingeladen sind, essen Sie tagsüber leicht. Planen Sie Ihre Kalorien ein, damit Sie eine von jemand anderem zubereitete Mahlzeit genießen können. Kleine Snacks, um Ihre Energie aufrechtzuerhalten, könnten alles sein, was Sie bis zum Abendessen brauchen. Wenn Sie das Abendessen vergessen haben oder es sich um ein Last-Minute-Geschäft handelt, für das Sie keine Zeit zum Planen hatten, ist das auch in Ordnung. Lassen Sie den Alkohol weg, da er leere Kalorien hat und das Urteilsvermögen beeinträchtigt (ja, sogar "nur einen"!), und portionieren Sie Ihren Teller, damit Sie nicht zu viel essen. Versuchen Sie, das Dessert zu vermeiden oder es mit jemand anderem zu teilen, und bestellen Sie keine Vorspeise.

Bestellen Sie keine Mahlzeit, die riesig klingt oder einen Haufen von Dressings oder Füllungen hat. Die Bestellung des Zitronen-Hühnersalats klingt nach einer guten Idee, bis Sie merken, wie gesättigt er mit Dressing ist. Eine Portion (zwei Esslöffel) Caesar-Salatdressing hat im Durchschnitt 163 Kalorien, die größtenteils aus gesättigten und Transfetten stammen. Und das nur, wenn Sie sich an die empfohlene Portionsgröße halten. Wenn Sie in ein mexikanisches Restaurant gehen, fragen Sie nach Ihrem Belag (wie Sauerrahm und Guacamole) auf der Seite. Es ist in Ordnung, sie sparsam zu verwenden, aber sie sind fettreich und sollten nicht in der Menge verzehrt werden, die Sie bekommen. Eines gilt für jede Gaststätte: Vermeiden Sie frittierte Lebensmittel. Bestellen Sie stattdessen etwas Gegrilltes.

Sie haben auch nicht das Gefühl, Ihren Teller leer essen zu müssen. Restaurants servieren fast immer viel mehr Essen, als für eine tatsächliche Portionsgröße notwendig ist, und wenn Sie jeden Bissen essen, können Sie sich vollgestopft, aufgebläht oder übel fühlen. Versetzen Sie sich nicht in ein Essens-Koma. Portionieren Sie einen kleinen Teil und arbeiten Sie daran mit einem Wasser oder einem Getränk Ihrer Wahl, während Sie sich mit anderen unterhalten. Fühlen Sie sich nicht schlecht, wenn Sie Essen mit nach Hause nehmen. Sie können sogar planen, nur die Hälfte oder ein Drittel des Ihnen servierten Essens zu essen, und einen zweiten Teller bestellen, damit Sie das Essen mit Ihrem Essensgefährten teilen können. Hören Sie auf Ihren Körper. Wenn Sie nicht mehr hungrig sind, aber bevor Sie sich satt fühlen, machen Sie eine Pause. Unterhalten Sie sich mit Ihren Essensgefährten und arbeiten Sie an Ihrem Getränk. Wenn Sie merken, dass Sie immer noch nicht hungrig sind, aber immer noch Essen auf dem Teller haben, zwingen Sie sich nicht, es zu beenden. Ihr Körper braucht die Kalorien jetzt nicht, er muss sich darauf konzentrieren, das, was Sie bereits gegessen haben, effizient zu verdauen.

Es wurde bereits gesagt, aber vermeiden Sie es, ein Dessert zu bestellen. Sie haben eigentlich keinen zweiten Magen für Süßigkeiten, und die meisten Optionen, die Ihnen zur Verfügung stehen, sind kalorien-, zucker- und fettreich. Es sei denn, Sie haben Ihre Kalorien speziell für ein Dessert eingeplant, von dem Sie wussten, dass es zu gut ist, um darauf zu verzichten, geben Sie die unnötige nahrungsähnliche Substanz weiter. Schauen Sie stattdessen, welche frischen Früchte sie haben. Das zügelt Ihr Verlangen nach etwas Süßem und gibt Ihnen das Gefühl, mit Ihren Tischgenossen zusammen zu sein, wenn diese ein Dessert bestellen.

Restaurants sind heute verpflichtet, die Kalorien in ihren Gerichten zu präsentieren. Studien zeigen zwar, dass viele, wenn nicht sogar die meisten Orte ihren Kaloriengehalt um durchschnittlich 100 Kalorien pro Mahlzeit zu niedrig angeben, aber das gibt Ihnen dennoch eine schnelle Einschätzung, wie viel Sie tatsächlich essen sollten. Einige Mahlzeiten können zum Beispiel mehr als tausend Kalorien enthalten. Das sind die Mahlzeiten, die Sie halbieren - oder dritteln wollen! Ein weiteres Problem, das sich bei der Unterrepräsentation von Kalorien pro Portion stellt, ist, dass der Nährwert des betreffenden Gerichts nicht dargestellt wird. Einige Restaurants haben auf Anfrage eine Aufschlüsselung der Zutaten, scheuen Sie sich also nicht, danach zu fragen!

Sie werden nicht in der Lage sein, alles zu planen oder zu kontrollieren, wenn Sie auswärts essen, und das ist gut so. Tun Sie in Ihrer Situation, was Sie können, und amüsieren Sie sich, während Sie auswärts essen. Bei Ihren Ernährungs- und

Speisevorschriften geht es darum, ein gesünderes, glücklicheres Sie zu sein, also lassen Sie sich nicht von den Änderungen überwältigen, die Sie an einem im Restaurant bestellten Gericht vornehmen müssen. Was Sie kontrollieren können, ist das, was in Ihrem Haus ist. Sie haben also Ihre Speisevorschriften, Sie haben alles gekauft, was auf Ihrer Einkaufsliste steht, und Sie haben versucht, beim Abendessen nur eine Portion zu essen... Aber irgendetwas fühlt sich immer noch falsch an.

Vorhin haben wir erwähnt, dass wir versuchen, kleinere Teller und Schüsseln zu verwenden. Studien zeigen, dass Menschen, die sich in Gruppen mit "großem Teller" und "kleinem Teller" aufteilen und die gleiche Menge an Nahrung zu sich nehmen, von unterschiedlichen Sättigungsgraden am Ende einer Mahlzeit berichten, und die Gruppe mit dem "großen Teller" geht, falls verfügbar, eher für Sekunden zurück. Dies ist ein Trick, den Ihr Gehirn Ihnen vorspielt. Die Gruppe mit dem "großen Teller" hat das Gefühl, nicht so viel zu essen zu bekommen, weil das Essen nicht so viel Platz einzunehmen scheint, während die Gruppe mit dem "kleinen Teller" sieht, dass ihr gesamter Teller voll ist und das Gefühl hat, mehr zu essen. Das ist kein Witz, aber es lässt sich leicht umgehen. Kaufen Sie kleineres Geschirr oder verwenden Sie die Vorspeisenteller, die Sie bereits im Set haben, anstelle der „Essteller".

Essen Sie öfter mit Freunden und Familie. Die soziale Interaktion ist nicht nur ein großartiger Stimmungsaufheller, sondern kann Ihnen auch helfen, Ihr Essen mehr zu genießen. Dies gilt vor allem dann, wenn es sich um eine selbst gekochte Mahlzeit handelt oder sogar um eine Mahlzeit, die Sie mit Ihren Gästen zubereitet haben. Sprechen Sie über das Essen, das Sie zubereitet haben, und darüber, was Ihnen daran gefällt. Es ist nicht eitel, es ist eine Lernerfahrung, und es hilft Ihnen zu verstehen, welche Arten von

Lebensmitteln Sie gerne essen. Bestätigen Sie die Teile Ihrer Mahlzeit, die Ihnen wirklich schmecken, damit Sie sich wieder daran erinnern, was Sie tun sollen.

Viertes Kapitel: Die Bedeutung von Entspannung und Bewegung

Der Begriff "Ruhe und Entspannung" wird so oft verwendet, dass niemand die Notwendigkeit von etwas Erholung in Frage stellt. Sie nun, dass Stress zu verminderter geistiger und körperlicher Gesundheit führt. Kopfschmerzen, Muskelverspannungen und eine beeinträchtigte Immunfunktion sind alles Dinge, von denen Sie wissen, dass sie durch Stress verursacht werden können. Sie wissen, dass Sie sich hin und wieder entspannen müssen. Sie glauben sogar, dass Sie wissen, wie man sich entspannt. Treten Sie mit einem kalten Getränk auf die Füße und sehen Sie fern oder genießen Sie eine heiße Schokolade mit einem guten Buch. Und obwohl diese Dinge sicherlich eine beruhigende Wirkung haben können, sollten sie nicht als Ihre wichtigste Entspannungstechnik eingesetzt werden. Lernen Sie stattdessen, wie Sie sich durch Bewegung entspannen können. Moment, was?

Gut zu essen ist ein großer Schritt zu einem guten Leben, aber es ist nicht der einzige. Ihr Körper braucht Bewegung; wir wurden als Ausdauerjäger konzipiert. Selbst wenn Sie sich an Ihren Speiseplan halten und jeden Monat ein paar Fastentage einlegen können, können Sie nicht die vollen Vorteile eines gesunden Lebens genießen. Fügen Sie noch etwas aerobe Bewegung hinzu, um Ihr Herz-Kreislauf-System und das chemische Gleichgewicht in Ihrem Gehirn zu verbessern. Bewegungsstudien zeigen einen Rückgang der Depressionen und des Stressniveaus und eine verbesserte Lebensqualität für diejenigen, die Bewegung zu einem Teil ihres Tagesplans machen, im Vergleich zu denen, die ein sitzendes Leben führen. In der Regel gilt: je mehr Bewegung, desto besser. Experten schlagen vor, sich täglich 30-40 Minuten oder 10-15 Minuten kräftig zu bewegen, wenn das besser in Ihren Zeitplan passt, aber diese können bei Bedarf auch in kleinere Schritte unterteilt werden.

Die besten Übungen zum Stressabbau sind aerobische Übungen. Dies sind die Bewegungen, die eine Sauerstoffanreicherung der Zellen durch kontrollierte Atmung erfordern, und sie bringen Ihre Herzfrequenz in Schwung. Während das Heben von Gewichten Muskelmasse aufbaut, tut es nichts für Ihr Herz und Ihre Lungen. Walking, Laufen und Pilates erfordern einen aktiven Einsatz Ihrer Muskeln und können in fast jeden Zeitplan eingearbeitet werden. Außerdem setzen sie Endorphine frei, die die organischen Schmerzmittel Ihres Körpers sind, und helfen, Ihre Stimmung zu verbessern. Noch besser: Regelmäßige Bewegung hilft, den Blutdruck, das LDL-Cholesterin und das Risiko für Herz-Kreislauf-Erkrankungen zu senken, und kann sogar dazu beitragen, bestimmten Krebsarten vorzubeugen und das Risiko für Demenz zu senken. Sie werden feststellen, dass Sie nach dem Training entspannter sind und erholsamer schlafen können.

Wenn Sie noch nicht bereit sind, einen Marathon zu laufen oder dem Pilates-Club in der Innenstadt beizutreten, ist das in Ordnung. Es ist fast schwieriger, Bewegung in Ihren Tagesablauf zu integrieren als Ihre Essgewohnheiten zu ändern. Beginnen Sie mit einem fünf- bis zehnminütigen Spaziergang in der Mittagspause oder morgens oder abends (seien Sie vorsichtig!) und bauen Sie sich auf. Selbst diese kleine Veränderung kann einen großen Unterschied in Ihrer Stimmung und Ihrem Stressniveau ausmachen. Tatsächlich findet die Forschung den größten Unterschied im Depressionsniveau zwischen sesshaften Personen (diejenigen, die sich nie selbst bewegt haben, sondern vielleicht den ganzen Tag für die Arbeit stehen oder laufen, wie im Kundendienst) und denjenigen, die sich entschieden haben, jeden Tag kleine Spaziergänge zu machen. Wenn Sie in der Nähe der

Arbeit wohnen, sollten Sie morgens ein paar Minuten mehr Zeit einplanen, um zu Fuß zu gehen, anstatt mit dem Auto zu fahren. Oder investieren Sie in ein Fahrrad. Radfahren hat auch aerobe Eigenschaften, und Sie können weiter und schneller gehen, als wenn Sie zu Fuß gehen würden, so dass das Rad zur Arbeit in einigen Fällen die bessere Option sein kann.

Die ersten paar Tage nach dem Hinzufügen von Bewegung zu Ihrer Routine sind die schwierigsten. Sie könnten leicht müde werden und sich entmutigt fühlen, aber geben Sie nicht auf. Wenn Ihr Herz, Ihre Lungen und Ihre Extremitäten gestärkt sind, werden Sie feststellen, dass es leichter und angenehmer wird, aktiv zu bleiben. Sie werden auch feststellen, dass Sie sich stärker und selbstbewusster fühlen und sich vielleicht sogar auf Ihre geplanten Trainingszeiten freuen. Phantasieren Sie nicht nur über die Endergebnisse. Wenn Sie einen schlanken, gestrafften Körper wollen, stellen Sie sich nicht nur so vor. Romantisieren Sie den Prozess, und das Ziel wird auf natürliche Weise erreicht.

Wenn Sie sich Sorgen machen, dass Sie sich jeden Tag mit der gleichen Sache langweilen, brauchen Sie sich nicht zu langweilen. Denn es ist allgemein anerkannt, dass eine Reihe von Bewegungsmöglichkeiten genauso wichtig ist wie die Auswahl an Lebensmitteln. Ihr Gehirn sehnt sich schließlich nach neuen Dingen, und es sagt Ihrem Körper dasselbe. Wenn Sie eine Übung immer und immer wieder machen, werden Ihre Muskeln tatsächlich gegen diese Form der Bewegung resistent. Anstatt jeden Tag das Gleiche zu tun, sollten Sie es ein wenig aufrüsten. Wenn Sie normalerweise laufen gehen, bleiben Sie zu Hause und machen Sie stattdessen etwas Pilates. Wenn Sie zwei oder drei Tage Yoga oder Tai Chi hinzufügen, haben Sie viele Möglichkeiten, Ihren eigenen, ausgewogenen Übungsplan zu erstellen, der sich optimal in Ihren Zeitplan einfügt.

Planen Sie keine Aktivität, die Sie hassen. Wenn Sie das Laufen schon immer gehasst haben, zwingen Sie sich nicht zum Laufen. Sie haben so viele verschiedene Möglichkeiten zur Auswahl, also versuchen Sie, etwas zu tun, das Ihnen Spaß macht. Wenn Sie etwas ausprobieren und es hassen, wählen Sie etwas anderes. Wenn Sie versuchen, sich zu etwas zu zwingen, das Sie hassen, erhöht das Ihren Stresspegel und kann dazu führen, dass Sie sich nachtragend fühlen. Keines dieser Gefühle ist für ein gutes Leben von Vorteil.

Finden Sie eine Gruppe oder treten Sie einem Club bei. Wie bereits erwähnt, leben Menschen von der Interaktion und neigen dazu, sich mehr an ihre Ziele zu halten, wenn sie sich gegenüber einer externen Einheit verantwortlich fühlen. Außerdem macht es einfach mehr Spaß, sich zu bewegen, wenn man ein Unterstützungssystem hat. Es geht darum, sein bestes Leben zu leben, und es ist nicht das Beste, wenn es keinen Spaß macht. Versuchen Sie, einem Tennisclub oder einer Fußballmannschaft beizutreten. Irgendetwas, das Sie in Bewegung hält und Sie in Bewegung hält. Wenn Sie kein Team oder keine Gruppe finden können, die Ihnen gefällt, oder wenn Sie sich scheuen, einer bereits bestehenden Gruppe beizutreten, schaffen Sie sich Ihre eigene! Laden Sie Ihre Kochfreunde zu einem Spaziergang oder zu einem freundschaftlichen Tennisspiel ein. Ihr bestes Leben sollte schließlich Ihre Freunde und Ihre Familie einschließen, und die meisten von ihnen werden Sie nicht nur unterstützen, sondern sich Ihnen vielleicht auch anschließen wollen.

Persönliche Ruhezeit

Obwohl es nicht die beste Erholung ist, ist es nicht ganz schlecht, sich mit einem Getränk in eine Decke zu kuscheln und aus dem Fenster zu schauen. Wenn man eine ruhige Zeit für sich selbst hat, hat man sogar die Möglichkeit, sich zu entspannen und nachzudenken. Viele Religionen nutzen diese Zeit, um zu beten. Wenn Ihnen das gefällt, ist das großartig! Wahrscheinlich haben Sie die Zeit der Stille bereits in Ihren Tagesablauf integriert. Wenn Sie das nicht tun oder wenn Sie keine Religion ausüben, ist das auch in Ordnung. Stille Zeit ist nur ein Mittel, das viele Religionen benutzen, um sich aus einem geschäftigen Tag oder einer Woche Zeit zu nehmen und einfach über sich selbst und Ihr Leben nachzudenken; Sie müssen nicht religiös sein, um ein paar Minuten der Stille zu genießen. Während wir darüber diskutiert haben, dass Menschen von sozialen Interaktionen abhängig sind, brauchen wir auch ein wenig Zeit für uns selbst. Es gibt mehrere Gründe dafür, dass Zeitabschnitte, die man in der Einsamkeit verbringt, gesund und ebenso notwendig sind wie menschliche Interaktionen. Der Schlüssel dazu ist es, ein Gleichgewicht zu finden, das gesund für Sie ist.

Wenn Sie in der Stille sitzen, geht Ihr Geist durch alle möglichen Gedanken. Sie sind sich dieses Prozesses wahrscheinlich bewusst, da er normalerweise beim Einschlafen stattfindet. Vielleicht liegen Sie mehrere Minuten wach und durchlaufen Ihren Tag, Ihre Pläne für morgen oder sogar etwas, das vor Jahren passiert ist. Das hält Sie wach, und es passiert, weil Ihr Gehirn tagsüber keine Zeit zum Nachdenken hatte. Die Menschen von heute werden ständig stimuliert. Von der Arbeit über die Kinder bis hin zu Ihrem Telefon, das auch die Rolle des tragbaren Spieles und des Fernsehers ausfüllt, werden Sie immer stimuliert. Das ist eigentlich nicht gut für das Gehirn. Es braucht Zeit, um sich auszuruhen, und diese Zeit nimmt es aus Ihrem Schlafplan heraus. Wenn Sie sich persönlich Zeit nehmen, um den Stecker zu ziehen und zu atmen, kann Ihr Gehirn heilen und wachsen.

Menschen sind Gewohnheitstiere, und wir sind auch Clan-getrieben und territorial. Erinnern Sie sich an das Beispiel vom

Anfang des Buches, wo das neue Kind sich nach einem Ort umsieht, an dem es sich leicht einschleichen kann? Das ist ein Verhalten, das auch von Erwachsenen gezeigt wird, nur kontrollierter. Wir neigen dazu, unsere Freunde als unseren Kreis, unsere Gruppe, unseren Kader zu betrachten... Aber sie sind in Wirklichkeit nur erweiterte Mitglieder unseres Stammes. Je mehr Zeit wir mit denselben Menschen verbringen, desto tiefer und automatischer wird unsere Wir-gegen-die-Beziehung-Mentalität. Hier ist einfach kein Platz für die ganze Forschung, glauben Sie einfach, dass Psychologen beweisen können, dass die Loyalität eines Clans oder Stammes (Staat, Land, politische Partei usw.) oft zwingender ist, als das Richtige zu tun. Sich jeden Tag Zeit für sich selbst zu nehmen, kann die Stammesmentalität reduzieren und Sie zu einer mitfühlenderen Person machen. Die Theorie besagt, dass das Nachdenken über Ihre täglichen Interaktionen ohne die Anwesenheit Ihres Stammes Ihre Fähigkeit, die Dinge zu relativieren, erhöht.

Die Einsamkeit wird Ihnen nicht nur die Gelegenheit geben, über Ihre Beziehung zu anderen, sondern auch zu sich selbst nachzudenken. Die Menschen nehmen sich oft nicht die Zeit für Selbstreflexion und verstecken sich stattdessen vor negativen, peinlichen oder anderweitig unerwünschten Gedanken. Die meisten Menschen vermeiden eine ruhige Zeit, damit sie mit diesen Gedanken nicht allein sein müssen; sie mögen sich selbst nicht und wollen nicht mit sich selbst allein sein. Dies ist eine ungesunde Angewohnheit und kann zu verstärkten Stresssymptomen wie Kopfschmerzen und Reizbarkeit führen. Studien zeigen, dass Menschen, die Selbstreflexion zulassen, ihre eigene Gesellschaft besser tolerieren, mit negativen Gedanken und Fehlern umgehen können und weniger anfällig für Angst und Depressionen sind.

Kinder profitieren sogar von der Zeit der Selbstreflexion. Kinder, die regelmäßig Zeit zur Selbstreflexion haben, zeigen weniger aufmerksamkeitssuchende Verhaltensweisen als Kinder, die keine haben. Wenn Sie ein Elternteil sind, ermutigen Sie Ihr Kind, sich in dieser Zeit Ruhe zu gönnen, und gehen Sie mit gutem Beispiel voran. Zeigen Sie ihm, dass es keine Angst hat, sich die Zeit zu nehmen, um sich zu langweilen oder mit seinen Gedanken allein zu sein.

Während Sie nachdenken, stellen Sie vielleicht Fragen oder fühlen sich sogar verloren. Das ist schließlich der Grund dafür, dass so viele Menschen es vermeiden, über sich und ihr Leben nachzudenken. Wie passen Sie in das Leben der anderen? Wie passen andere in Ihr Leben? Wie denken Sie darüber? Wenn Ihnen keine dieser Antworten gefällt, fragen Sie sich, welche Veränderungen, selbst kleine, Sie vornehmen können? Nehmen Sie sich diese ruhige Zeit, um zu planen, wie diese Gedanken Wirklichkeit werden können. Wenn Sie ein Tagebuch führen oder auch nicht, schreiben Sie drei einfache Schritte auf, die Sie zu einem Ziel führen können.

Selbstreflexion kann sich in einen Tagtraum verwandeln, und auch das ist gut so. Das Träumen ist immer noch eine Gelegenheit für Ihr Gehirn, sich auszuruhen, und es kann den Rest des Tages tatsächlich produktiver machen. Während Ihr Verstand umherwandert, kann es sein, dass er auf einen kreativen Weg stolpert, der zuvor durch den Lärm der täglichen Stimulation blockiert war, oder dass er endlich das Problem löst, an dem Sie den ganzen Tag gearbeitet haben. Das Tagträumen nimmt den Druck von der Kreativität und kann den Rest des Tages produktiver machen. Einige Studien verknüpfen Tagträumen mit einem verbesserten Gedächtnis. Während Wissenschaftler und Psychologen sich dieser Verbindung noch nicht sicher sind, hilft etwas über Tagträume dabei, Arbeitserinnerungen zu Langzeitgedächtnissen zu verfestigen.

Diese Reflexionszeit muss nicht Stunden dauern. Wachen Sie fünf Minuten früher auf, holen Sie sich eine Tasse Kaffee und schauen Sie aus dem Fenster. Oder schalten Sie den Fernseher während des Abendessens oder bei der Zubereitung der Mahlzeiten für den nächsten Tag aus. Jede Gelegenheit kann zur persönlichen Ruhezeit werden, aber es ist wichtig, diese Gelegenheiten zu nutzen, wenn sie sich bieten.

Wenn Sie von einem schönen, heißen Bad oder einer Dampfdusche ohne Ablenkung träumen oder auf einem Boot mitten auf einem See mit nichts als dem Wind und Vögeln zur Gesellschaft, dann bekommen Sie nicht genug Ruhezeit und Ihr Gehirn lässt Sie wissen, dass es müde ist. Dann weiß man, dass es Zeit ist, einen Tag für sich selbst zu planen, an dem man seine Gedanken schweifen lässt und sein Gehirn die ertragene Stimulation heilen und verarbeiten kann. Das bedeutet nicht, dass man vom Erdboden verschwinden sollte, und es bedeutet definitiv nicht, dass man sich von der realen Welt abkoppeln muss, um Videospiele zu spielen. Trennen Sie sich von der Außenwelt und seien Sie mit sich selbst präsent.

Meditation üben

Verwechseln Sie die Ruhezeit nicht mit einer Meditation. Wo die Ruhezeit noch tägliche Aktivitäten wie Kochen, Putzen und Baden umfassen kann, ist die Meditation fast immer körperlich sitzend. Studien zeigen, dass Menschen, die sich die Zeit nehmen, Meditation zu praktizieren, eine Verbesserung ihrer Stimmung, ihrer Einstellung und ihrer Lebenseinstellung sehen. Die am meisten untersuchte Technik wird Achtsamkeitsmeditation genannt, und es geht darum, jeden Aspekt der eigenen Gegenwart zu beachten. Aber es gibt viele verschiedene Arten der Meditation. Es gibt Meditationsstile, die keine Gedanken zulassen, Stile, die den Gebrauch eines Mantras vorgeben, und Stile, bei denen Sie sich Ihrer Gedanken bewusst sind, ihnen aber keine Urteile zuweisen. Es gibt sogar Meditationsformen, die sich wiederholende Bewegungen beinhalten, wie zum Beispiel Tai Chi. Bei so vielen Möglichkeiten werden Sie sicher eine finden, die für Sie funktioniert.

Die meisten Vorteile der Achtsamkeitsmeditation werden sich auch auf andere Meditationsformen erstrecken; allerdings ist es gerade die Achtsamkeitsmeditation, die die meisten Psychologen untersuchen. Auch hier handelt es sich um den Meditationsstil, bei dem Sie sich vollständig auf die Gegenwart konzentrieren. Schließen Sie die Augen und atmen Sie tief und gemessen ein. Spüren Sie, wie jeder Atemzug in Ihren Körper eindringt und Ihnen Leben und Energie verleiht. Welche Empfindungen können Sie auf Ihrer Haut spüren? Was hören oder riechen Sie? Konzentrieren Sie sich auf die Empfindungen, die Sie in der Gegenwart fühlen können, während Sie Ihren Geist ruhig bleiben lassen. Es braucht Übung; es ist normal, während der Meditation verirrte Gedanken zu haben, besonders wenn Sie mit dem Üben beginnen, also lassen Sie sich nicht entmutigen. Erkennen Sie den Gedanken an, weisen Sie ihm keine Wertung oder Bedeutung zu und lassen Sie ihn los. Konzentrieren Sie sich wieder auf den gegenwärtigen Moment.

Untersuchungen zeigen, dass Personen, die regelmäßig Achtsamkeitsmeditation praktizieren, eine Abnahme des Cortisols, eines Hormons, das mit Stress zusammenhängt, sowie einen gesünderen Blutdruck und niedrigere LDL-Cholesterinwerte feststellen. Es kann auch helfen, Angst und Depressionen zu kontrollieren, und die Mehrheit der Teilnehmer an diesen Studien entschied sich dafür, weiterhin Meditation zu praktizieren. Studien zeigen, dass die Meditation bei Schwangeren und Kindern Depressionen und Angstzustände verringerte. Eine Theorie besagt, dass Meditation eingefahrene negative Gedankenmuster unterbricht und die Möglichkeit für positivere Emotionen eröffnet.

Andere Forschungen kamen zu dem Schluss, dass die Ausübung der Achtsamkeitsmeditation Ihre Aufmerksamkeitsspanne erhöhen und Ihr Gedächtnis verbessern kann. Obwohl die Stichprobengrößen klein waren, zeigten die Neurowissenschaftler von Harvard eine Zunahme der grauen Substanz in Hirnregionen, die mit Lernen und Gedächtnis sowie mit der emotionalen Regulierung in Verbindung stehen. Meditation wird auch mit mehr grauer Substanz in Hirnregionen in Verbindung mit Informationsverarbeitung und -speicherung in Verbindung gebracht, was Theoretiker zu der Annahme veranlasst, dass sie dazu beitragen könnte, die Auswirkungen von Demenz auszugleichen.

Meditation kann auch Menschen mit Fibromyalgie oder anderen chronischen Schmerzzuständen helfen. Es gibt Studien, die Meditation mit einer verminderten Schmerzempfindlichkeit in Verbindung bringen und so die Lebensqualität für diejenigen verbessern, die unter chronischen oder intermittierenden Schmerzen leiden. In einer Studie unter der Leitung von Dr. Fadel Zeiden fanden sie heraus, dass Meditationstraining das Schmerzerlebnis um fast 40% oder 15% besser als Morphium reduzieren kann. Es kann auch die Entzündung physisch verringern und helfen, Entzündungsstörungen, einschließlich entzündlicher Darmerkrankungen und Arthritis, zu kontrollieren.

Ein Mythos, der alle Lebensbereiche durchdringt, ist die Fantasie, dass wir "multitasking" können, und dass einige dies sehr gut tun, während andere es nicht können. Die Wahrheit ist, dass Ihr Gehirn nicht mehrere Dinge gleichzeitig tut, wie wir denken, dass es das tun sollte. So wie selbst das beste Auto nicht gleichzeitig im 2. und 3. Gang sein kann, kann Ihr Gehirn nur zwischen den Aufgaben wechseln. Manche Menschen machen das schneller als andere, aber sie erledigen nicht zwei Aufgaben gleichzeitig. Die Versuchung zu "Multitasking" ist in vielen Arbeitsumgebungen, in denen eine hohe Produktivität erwartet wird, groß, aber Studien zeigen, dass diejenigen, die Multitasking betreiben, im Durchschnitt von einer geringeren Zufriedenheit mit den Projekten berichten, zwischen denen sie ihre Aufmerksamkeit aufteilen. Die Meditation hilft Ihnen, sich auf eine Aufgabe nach der anderen zu konzentrieren, was die Arbeitszufriedenheit und Produktivität erhöht.

Sie ist nicht nur für Erwachsene geeignet. Wenn Sie Kinder haben, machen Sie die Meditation zu einer verbindenden Übung. Kinder erfahren alle Vorteile der Meditation und dann noch einige. Meditation ist nicht nur mit weniger, besser kontrollierbaren ADHS (Aufmerksamkeitsdefizit-Hyperaktivitätsstörung) verbunden, sondern auch mit einem erhöhten Bewusstsein und der Fähigkeit, mit ihren Emotionen umzugehen. Vermeiden Sie Medikamente mit fragwürdigen Nebenwirkungen, wie z.B. Adderall und Ritalin, und setzen Sie sich mit Ihrem Kind zu Achtsamkeitsübungen zusammen. Es wird als eine scheinbar unüberwindliche Prüfung beginnen, aber der Prozess wird leichter werden, und Sie werden eine Verbesserung der Lebensqualität Ihres Kindes und weniger aufmerksamkeitssuchendes Verhalten feststellen. Außerdem fällt es den Kindern leichter, neue Dinge in ihre Routine zu integrieren. Sobald sie sich an die Zeit der Bindung gewöhnt haben, werden sie anfangen, Sie daran zu erinnern, dass es Zeit zum Meditieren ist!

Eine großartige Sache an der Meditation ist, dass sie keine Vorkenntnisse erfordert und die meisten Formen keine besonderen Dinge erfordern. Es gibt klangbasierte Meditationsformen, aber die meisten meditativen Musikformen können online gefunden werden. Und im Gegensatz zur ruhigen persönlichen Zeit können Sie sich überall hinsetzen und meditieren. Fühlen Sie sich bei der Arbeit gestresst? Nehmen Sie sich fünf Minuten Zeit, um Achtsamkeit zu üben. Bei der Meditation geht es um Selbsterkenntnis und die Kontrolle Ihrer Gedanken, so dass Sie nach etwas Übung in einer ruhigen, kontrollierten Umgebung fast überall meditieren können. Und es ist kein ärztliches Attest erforderlich, um mit der Meditation Angst, Depressionen oder Schmerzen zu kontrollieren.

Warum übt also nicht jeder, bei all den Vorteilen der Meditation, die von der Wissenschaft unterstützt werden, diese Praxis aus? Aus den gleichen Gründen nehmen sich die meisten Menschen keine Zeit, um mit ihren Gedanken allein zu sein. Sie haben Angst vor dem Prozess und vor dem, was sie entdecken könnten. Wenn man fragt, warum ein Mensch nicht meditiert, ist die Antwort immer dieselbe. Sie scheinen neugierig zu sein, sind aber letztlich von der Idee überwältigt, sich auf die Meditation einzulassen, "weil sie schwierig ist und Übung erfordert". Diese Menschen haben nicht Unrecht. Meditation kann eine Herausforderung sein und erfordert, wie die meisten Dinge, die es wert sind, getan zu werden, Übung, Geduld und Engagement. Aber es lohnt sich, sie zu tun, aus den oben genannten Gründen und aus so vielen anderen. Die Achtsamkeitsmeditation kann Ihnen helfen, große Schritte in Richtung auf Ihr endgültiges Ziel zu machen: Ihr bestes Leben zu leben.

Genießen Sie den Sonnenschein

Das sollte selbstverständlich sein, aber hier ist es trotzdem so: GEHEN SIE RAUS UND SPIELEN SIE. Sonnenlicht ist nicht nur die beste Quelle für Vitamin D, das bei der Verarbeitung von Kalzium hilft, sondern der Aufenthalt im Freien hat auch viele Vorteile. Bessere Stimmung, weniger Stress und besseres Sehen sind einige der erwiesenen Vorteile, die der Aufenthalt im Freien mit sich bringt. Eltern sagen ihren Kindern immer wieder, dass sie sich von der Sonne trennen und die Sonne genießen sollen. Sie hören die Erwachsenen sagen, dass es nicht gesund ist, wenn sie die ganze Zeit drinnen verbringen: Gehen Sie nach draußen und schnappen Sie etwas frische Luft. Nun, die Wissenschaft sagt uns, dass diese Eltern Recht haben, und jetzt ist es an der Zeit, ihren Rat zu befolgen.

Draußen zu sein ist kein Heilmittel, aber es hilft sicherlich, die Symptome der jahreszeitlich bedingten affektiven Störung (SAD) zu lindern, von der eine große Zahl von Menschen betroffen ist. Die SAD schlägt in den kälteren, dunkleren Monaten zu. Es handelt sich im Grunde um eine Winterdepression, die in den nördlichen Regionen der Welt häufiger auftritt. Die freie Natur ist wunderbar für Menschen, die an SAD leiden (und auch an regelmäßiger Traurigkeit!), da natürliches Licht die Stimmung hebt. Es hilft auch, die Symptome der Depression zu kontrollieren, und die Art des Wetters scheint keine Rolle zu spielen. Regen, Schnee, Wolken... Ihr Gehirn liebt das alles, auch wenn Sie glauben, dass Sie es nicht tun. Wenn Sie die Kälte nicht ertragen können, packen Sie sich zusammen und nehmen Sie Ihre Meditation oder Ruhezeit draußen ein.

Forschungen zeigen, dass der Aufenthalt im Freien, beim Camping oder Wandern, den Stresspegel deutlich reduzieren kann und ihn für mehrere Tage nach der Rückkehr in den Alltag niedrig hält. Das

Vorhandensein von Grün verbessert die Stimmung und die Gehirnfunktion, und Studien haben sogar einen Zusammenhang zwischen der Natur und der Kreativität gezeigt. Zelten und Wandern sind eine gute Möglichkeit, den Stecker zu ziehen und zu reflektieren, zu meditieren oder sich mit Freunden und Familie zu verbinden.

Wenn Sie nicht so weit aus der Stadt herauskommen können, machen Sie regelmäßig Spaziergänge im Park oder packen Sie ein Picknick ein. Nehmen Sie ein paar Ihrer Mahlzeiten draußen ein und genießen Sie das Gefühl, keine Mauern um sich herum zu haben. Studien zeigen, dass Menschen, die mehr Zeit im Freien verbringen, ein gesünderes Immunsystem sehen. Wenn Sie Ihre gesamte Zeit in geschlossenen Räumen, vor allem in Ihrem eigenen Haus, verbringen, kann Ihr Immunsystem im Wesentlichen faul werden. Wenn es also mit einer Bedrohung wie einer Erkältung konfrontiert wird, kann es diese nicht so effizient bekämpfen, und man hat länger schlimmere Symptome. Wenn Sie nach draußen gehen, hat Ihr Immunsystem etwas zu tun und kämpft auf Hochtouren.

Der Aufenthalt im Freien kann auch Ihrer Sehkraft zugute kommen. Studien zeigen, dass Menschen, die mehr Zeit im Freien verbringen, ein geringeres Risiko haben, kurzsichtig zu werden. Es gibt viel mehr Dinge, die man draußen sehen kann, und das in unterschiedlichen Entfernungen. Im Inneren müssen Sie die meiste Zeit kaum dreißig Meter vor sich sehen. Und, was noch schlimmer ist, wenn Sie einen Schreibtischjob haben oder mit Dingen arbeiten, die nah an Ihrem Gesicht liegen (Kasse, Patientenakten, Kunstgegenstände...), werden die Muskeln in Ihren Augen darauf trainiert, sich nur auf das zu konzentrieren, was direkt vor Ihnen liegt. Wenn Sie nach draußen gehen, können Sie sie darauf trainieren, sich auf mehrere Entfernungen zu

konzentrieren, und Sie können die gefürchtete Bifokalbrille
vermeiden.

Schlussfolgerung

Es mag wie eine Menge zu verdauen erscheinen, aber hoffentlich haben Sie sich mit einem Glas Wasser hingesetzt, um die Verarbeitung dieser ganzen Hirnnahrung zu unterstützen. Das meiste, was Sie im Laufe dieses Buches gelernt haben, ist wahrscheinlich das, was Sie Ihr ganzes Leben lang gelernt haben. Zu hören, wie Ihnen jemand sagt, Sie sollten Ihr Gemüse essen oder öfter nach draußen gehen, ist alles ziemlich normal. Einige Dinge waren etwas technischer als andere, um die Mechanismen hinter der Theorie zu erklären. Alles, was Sie jetzt tun müssen, ist diese Theorie, wie man besser leben kann, zu nehmen und sie anzuwenden.

Wenn Sie können, beginnen Sie damit, einen lizenzierten Ernährungsberater in Ihrer Gegend zu finden. Sprechen Sie mit ihnen über Ihren Lebensstil und Ihr Aktivitätsniveau, und stellen Sie einen Ernährungsplan und Ernährungsregeln auf, die für Ihr Leben funktionieren. Erstellen Sie einen Speiseplan für die Woche und erstellen Sie Ihre Einkaufsliste auf der Grundlage dieses Plans. Dann halten Sie sich daran! Kaufen Sie nie ein, wenn Sie hungrig sind, und meiden Sie das Zentrum des Geschäfts. Nur Vollwertkost!

Die Einkommensherausforderungen sind real. Setzen Sie sich realistische Ziele für Ihr Leben, um für sich und Ihre Familie Junk Food zu produzieren. Selbst der Ersatz von drei Mahlzeiten pro Woche durch gesunde Hausmannskost hat einen großen Einfluss auf Ihre Gesundheit und Ihr Essverhalten. Denken Sie daran, dass Sie sich durch den Verzehr von Müll wie Müll fühlen. Spülen Sie ihn mit Obst und Wasser aus.

Kontrollieren Sie Ihre Portionsgrößen. Wenn Sie können, ersetzen Sie Ihre Gerichte durch ein kleineres Set. Wenn nicht, verwenden

Sie die Vorspeisenteller, die mit Ihrem Geschirrset geliefert wurden. Dadurch wird Ihr Gehirn dazu verleitet, zu denken, dass Sie mehr essen als Sie selbst, statt weniger. Sie werden mit Ihren Portionsgrößen zufriedener sein und weniger wahrscheinlich überessen.

Gehen Sie nach draußen und spielen Sie. Die freie Natur ist gut für Sie. Bewegung baut Stress ab, verbrennt Kalorien und hilft, sowohl Ihre Stimmung als auch Ihr Selbstwertgefühl zu verbessern. Meditieren Sie im Park, um die Symptome von Depressionen, Angst und Schmerzen zu kontrollieren. Nehmen Sie sich Zeit zur Selbstreflexion, um Ihr Selbstbewusstsein und Ihr Mitgefühl zu stärken.

Wenn man alles in die Grundlagen aller vier Kapitel zerlegt sieht, wird es viel greifbarer, nicht wahr? Kleine Schritte sind ein langer Weg zum guten Leben. Das ist doch das Ziel, oder? Man will gesund sein und gut leben, aber die Ziellinie kann so weit von der Startlinie entfernt erscheinen. Anstatt darüber zu jammern, wie weit das Ziel entfernt ist, machen Sie jeden Schritt zu einem eigenen Ziel. So wie wir jedes Kapitel auf seine Grundlage komprimiert haben, zerlegen Sie Ihr Endziel in überschaubarere Schritte. Romantisieren Sie den Prozess. Die Anpassungsphase ist immer die schwerste, aber bleiben Sie dran! Ihr Ziel ist nur so weit entfernt, wie Sie es zulassen.

Und denken Sie daran, Spaß an dem Prozess zu haben. Wenn Ihnen ein Aspekt Ihrer neuen Routine nicht gefällt, schütteln Sie ihn auf! Versuchen Sie eine andere Art von Übung, kaufen Sie eine neue Frucht, probieren Sie ein neues Rezept aus. In diesem Leitfaden geht es darum, gut zu leben und Ihr Leben zu genießen. Wenn Sie keinen Spaß haben, leben Sie dann gut?

www.ingramcontent.com/pod-product-compliance
Lightning Source LLC
Chambersburg PA
CBHW031918270726

48655CB00006BA/2704